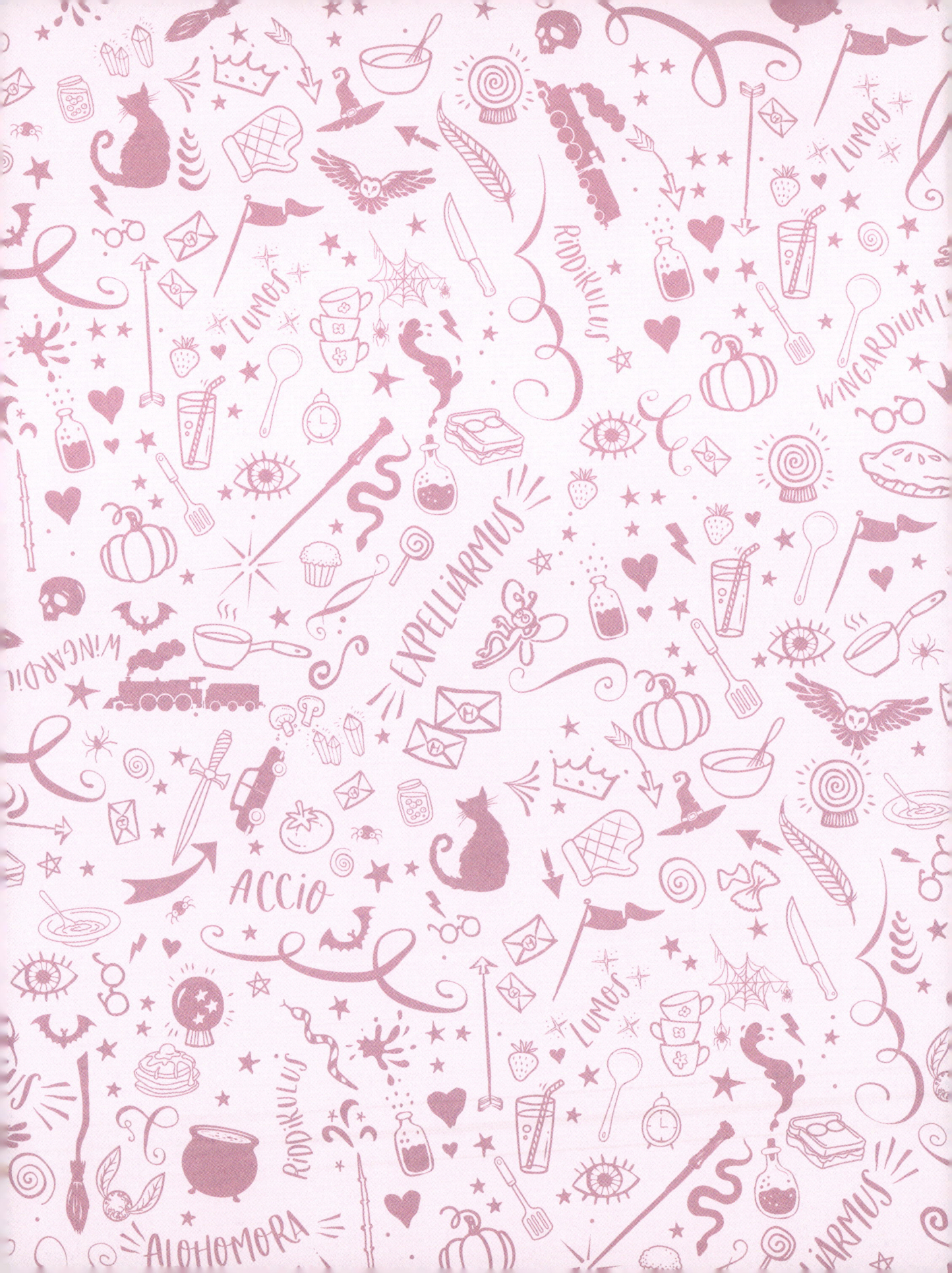

Harry Potter™

O LIVRO DE RECEITAS OFICIAL

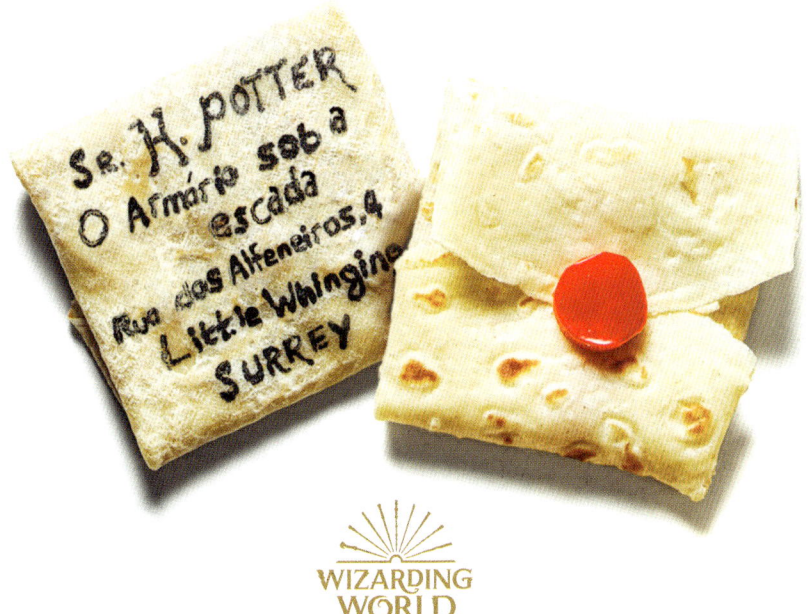

WIZARDING WORLD

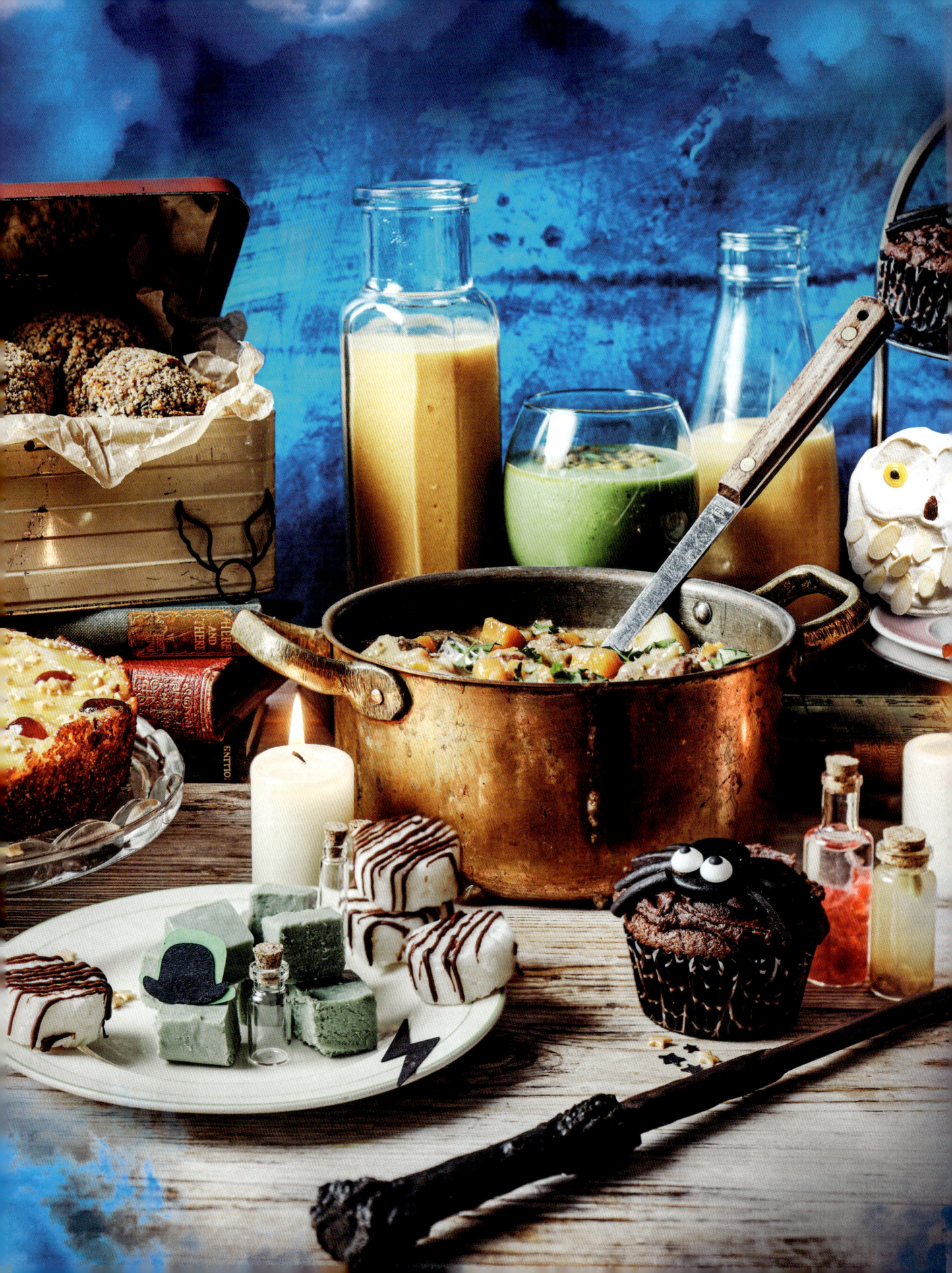

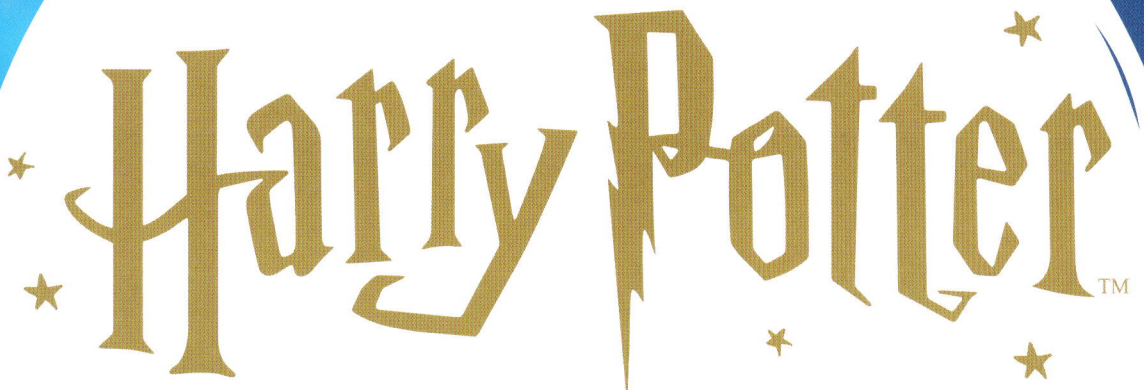

O LIVRO DE RECEITAS OFICIAL

DE

JOANNA FARROW

Tradução de Livia de Almeida

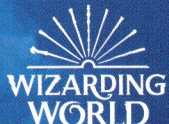

SUMÁRIO

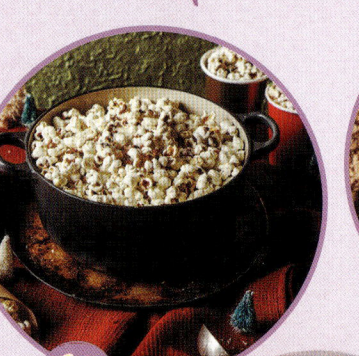
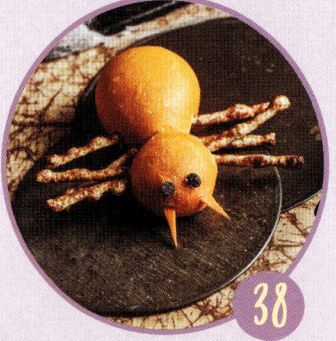
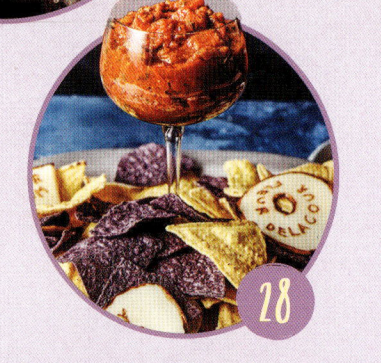

BOAS-VINDAS 8

SEGURANÇA NA COZINHA 10

NOÇÕES BÁSICAS DE CULINÁRIA 12

LANCHES 14

Quadrinachos ⚡ 16

Baú de gostosuras de Hogwarts ⚡⚡⚡ 18

O Ford Anglia voador do Sr. Weasley ⚡⚡ ... 22

Salgadinhos de queijo do ofidioglota ⚡⚡ .. 26

Pastinha apimentada do Cálice de Fogo ⚡⚡ ... 28

Salgadinhos de raios de queijo ⚡⚡ 30

Canteiro de Herbologia vibrante e
saltitante da professora Sprout ⚡⚡ 32

A curiosa culinária da Travessa
do Tranco ⚡ 34

Pipoca festiva de Hogsmeade ⚡ 36

Bolinhas de massa dos filhos
de Aragogue ⚡⚡ 38

Espada de kebab de Sir Cadogan ⚡ 40

Pomos de ouro de amendoim ⚡ 42

NÍVEL DE PERÍCIA BRUXA

Para sua orientação, criamos um sistema indicando a dificuldade de cada receita, que vai de um raio (iniciante) até três raios (intermediário).

⚡ INICIANTE

⚡⚡ FÁCIL

⚡⚡⚡ INTERMEDIÁRIO

REFEIÇÕES 44

Torta digna dos Weasley 🗲🗲🗲 46

Barras de ouro reluzentes de Gringotes 🗲🗲 50

Prato da festa de boas-vindas 🗲🗲🗲 52

Nôitibus Andante de Lalau Shunpike
no pão 🗲🗲🗲 54

Ovos bem escoceses de McGonagall 🗲🗲🗲 56

Escondidinho do Salão Principal 🗲🗲 60

Sopa do Salgueiro Lutador 🗲🗲🗲 62

Ensopado gigantesco e farto de Hagrid 🗲🗲 64

Massa saudável das casas de Hogwarts 🗲 66

Aveia amanhecida da Ordem da Fênix 🗲 68

Panquecas de Transfiguração 🗲🗲 70

Ovos de dragão de Hagrid 🗲 72

Torradas do menino que sobreviveu 🗲 ... 74

Correio-coruja mastigável 🗲🗲🗲 76

Sanduíche gigante do caldeirão 🗲🗲 80

Batatas assadas de Fofo 🗲🗲 82

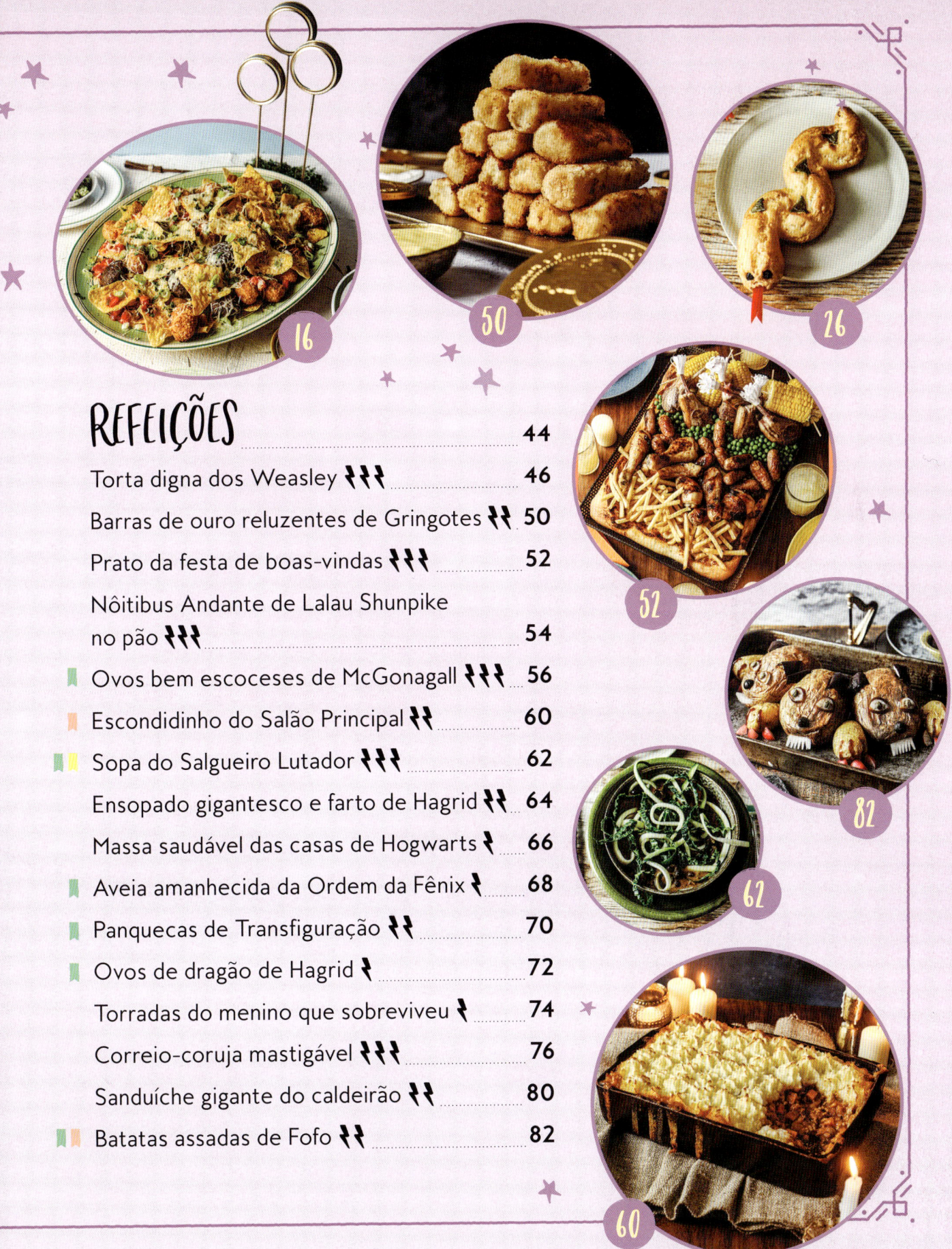

SUMÁRIO

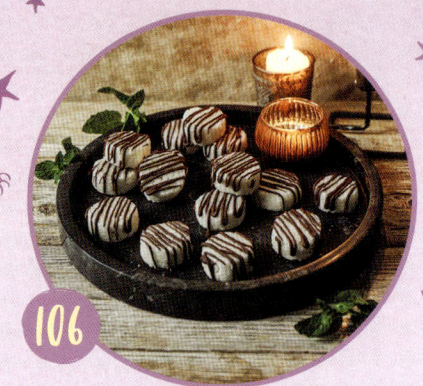

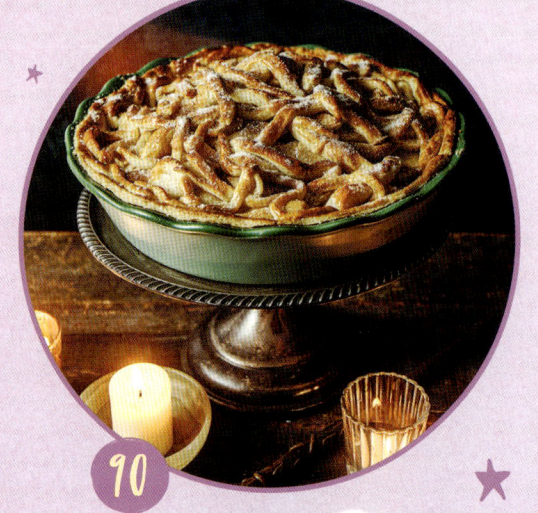

SOBREMESAS & DOCES ... 84

- Torta *Immobulus* 🚩 ... 86
- Torta gotas de limão mística de Dumbledore 🚩🚩 ... 88
- Torta de maçã do visgo-do-diabo 🚩🚩🚩 ... 90
- Biscoitos de gengibre do Expresso de Hogwarts 🚩🚩 ... 92
- Bolo invertido *Levicorpus* 🚩🚩 ... 96
- Fudge de Cornélio Fudge 🚩 ... 98
- Muffins de Aragogue 🚩🚩 ... 100
- Blondies de Draco Malfoy 🚩🚩 ... 102
- Merengues de Edwiges 🚩🚩🚩 ... 104
- Confeitos da Sala Precisa 🚩 ... 106

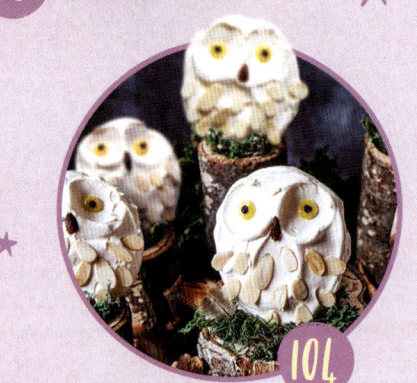

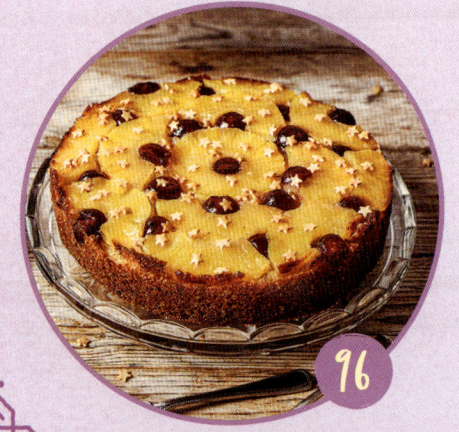

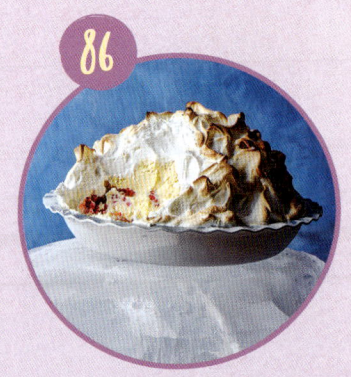

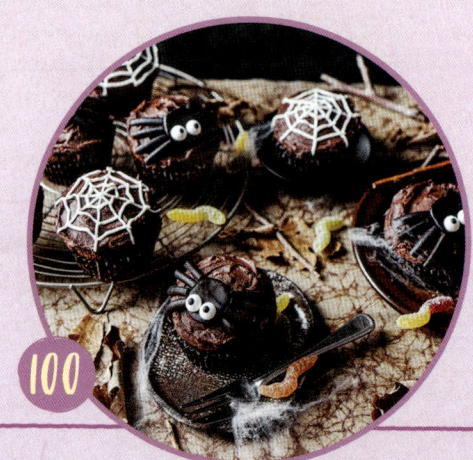

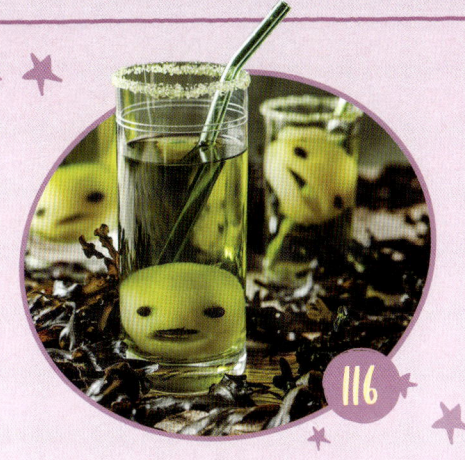
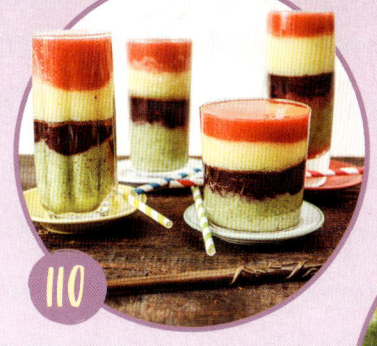
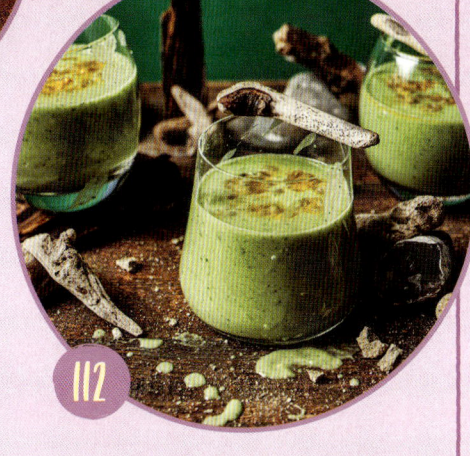

BEBIDAS 108

- Smoothie das casas de Hogwarts 110
- Delícia melequenta do trasgo 112
- Surpresa do canteiro de abóboras 114
- Gole do grindylow 116
- Chá divinatório de Sibila Trelawney 118

MODELOS 120
TABELAS DE CONVERSÃO DE MEDIDAS 121
ÍNDICE 122

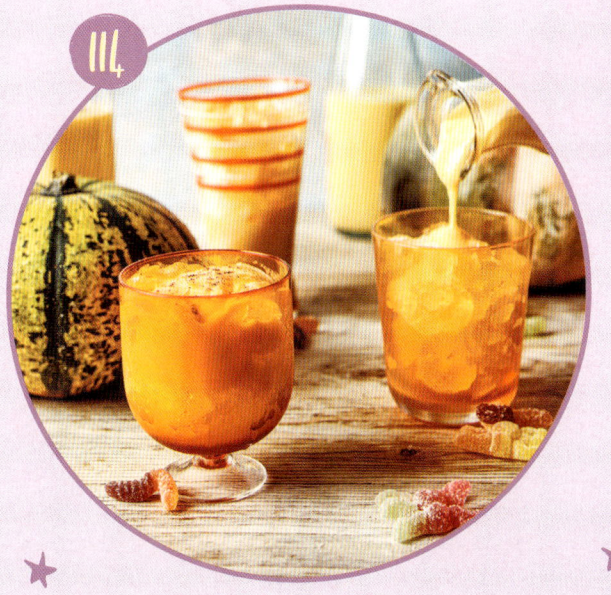

BANDEIRAS DE DIETAS

Você segue uma dieta vegetariana, vegana ou sem glúten? Fique de olho nessas bandeirinhas coloridas que vão lhe dizer quais receitas são adequadas para você.

V — Adequada para VEGETARIANOS

VG — Adequada para VEGANOS

SG — Adequada para quem faz uma dieta SEM GLÚTEN

Se você estiver preparando uma receita vegetariana ou vegana que necessite de corantes alimentícios, coberturas ou outros itens comprados no mercado, não deixe de conferir a lista de ingredientes rotulada pelo fabricante para selecionar aqueles que são feitos com opções de origem vegetal.

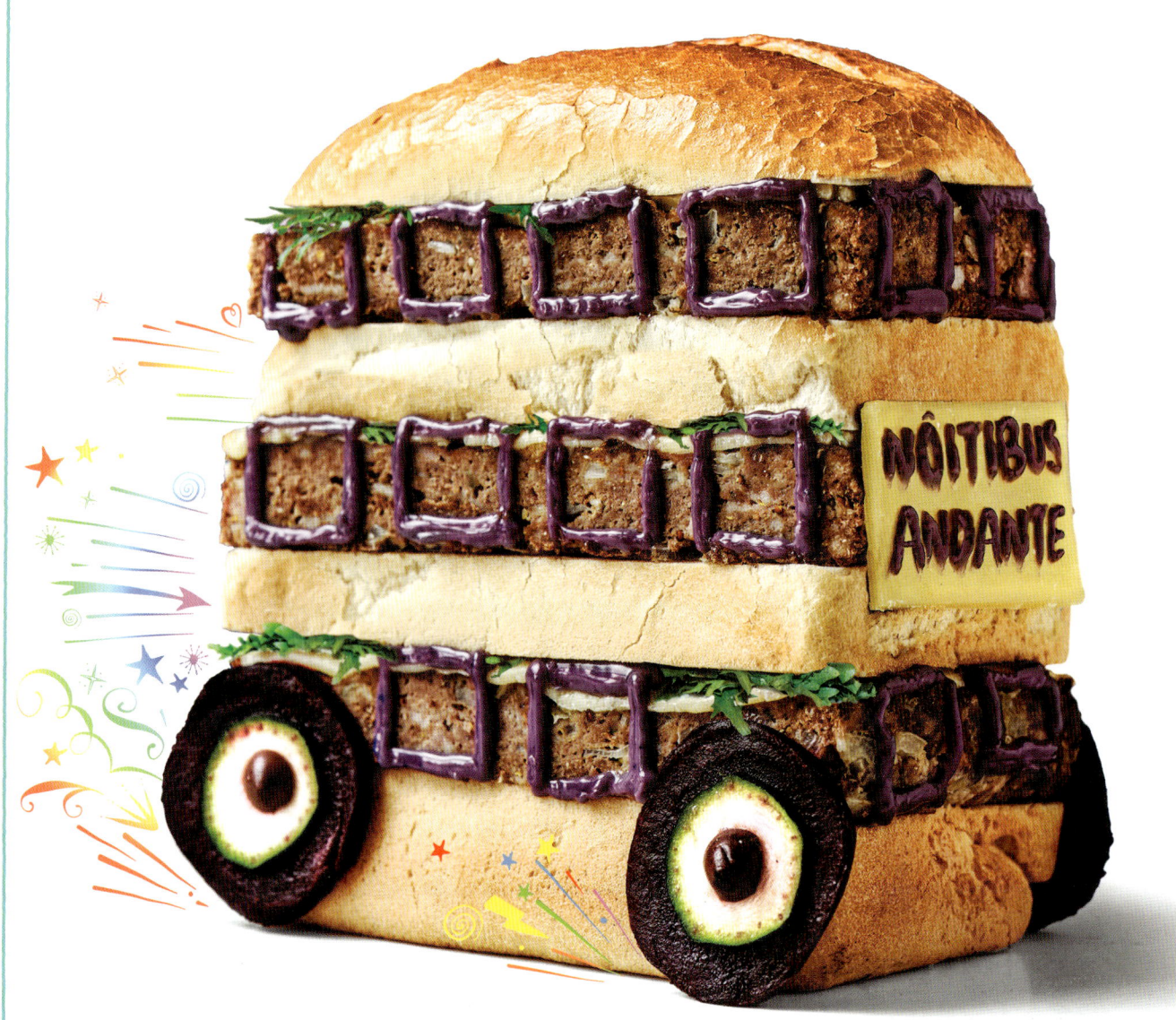

Boas-vindas ao Livro de Receitas Oficial de Harry Potter

Mais de 40 receitas mágicas inspiradas nos filmes de Harry Potter!

Varinhas a postos porque você está prestes a embarcar em uma fascinante aventura na cozinha. Aliás, em muitas aventuras! Este livro está repleto de receitas deliciosas para você experimentar, desde o Bolo invertido *Levicorpus* e o Canteiro de Herbologia vibrante e saltitante da professora Sprout até o Ensopado gigantesco e farto de Hagrid.

Cada prato deste livro é inspirado nos filmes da série Harry Potter. A Sopa do Salgueiro Lutador nas páginas 62-63, por exemplo, tem gavinhas de abobrinha e couve que lembram os galhos violentos da árvore, vistos de forma mais memorável quando atacaram Harry, Rony e o Ford Anglia em *Harry Potter e a Câmara Secreta*. Por sua vez, o Gole do grindylow, nas páginas 116-117, é uma bebida frutada com um demônio aquático espreitando ao fundo, assim como as criaturinhas desagradáveis na segunda tarefa em *Harry Potter e o Cálice de Fogo*. (Mas não se preocupe, esses grindylows são feitos de pera!)

Depois de selecionar o lanche, a refeição, a sobremesa ou a bebida que deseja criar, certifique-se de ter todos os ingredientes/utensílios necessários. (Uma lista pode ser encontrada em cada receita.) Se você segue uma dieta vegetariana, vegana ou sem glúten, procure também as bandeirinhas coloridas, pois elas indicarão se a receita é adequada para você. Preste atenção aos raios desenhados. Eles representam o nível de dificuldade de cada receita, de um raio (iniciante) até três (intermediário). Se você ainda é jovem demais para aparatar, certifique-se sempre de ter um adulto por perto na cozinha, especialmente ao usar um instrumento pontiagudo ou ao manusear algo quente. Vire a página para obter mais dicas úteis de segurança na cozinha.

Agora, tudo o que resta a fazer é canalizar a mente aguçada de Hermione, a famosa bravura de Harry e o lendário amor de Rony pela comida (especialmente este último), e você está pronto para começar.

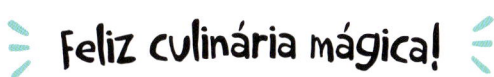

SEGURANÇA NA COZINHA

Antes de botar a mão na massa, leia estas 8 dicas para se manter seguro na cozinha. Elas vão garantir que tudo aconteça num passe de mágica quando você começar.

Dica nº 1

Lave as mãos por pelo menos 20 segundos com sabão e água quente, depois seque-as bem com uma toalha limpa.

Dica nº 2

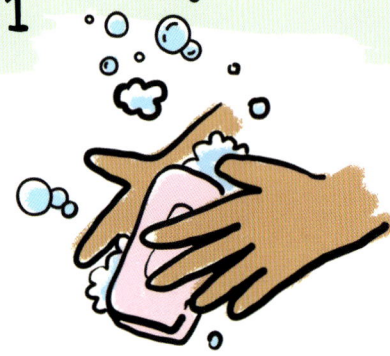

Use um avental para proteger a roupa e, se tiver cabelo comprido, prenda-o para trás. Certifique-se de usar algo nos pés também, para o caso de quebrar alguma coisa.

Dica nº 3

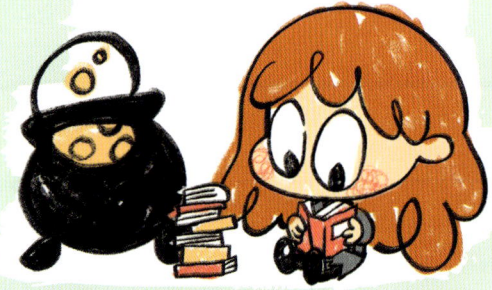

Leia a receita com antecedência, certificando-se de ter todos os ingredientes e utensílios necessários.

Dica nº 4

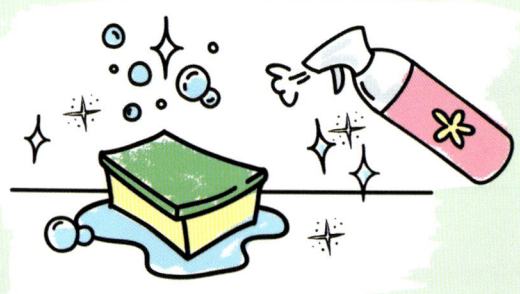

Mantenha a área de trabalho bem limpinha (e certifique-se de que ela permaneça assim, tanto quanto possível, à medida que você trabalha). Isso impedirá a propagação de germes e bactérias.

Dica nº 5

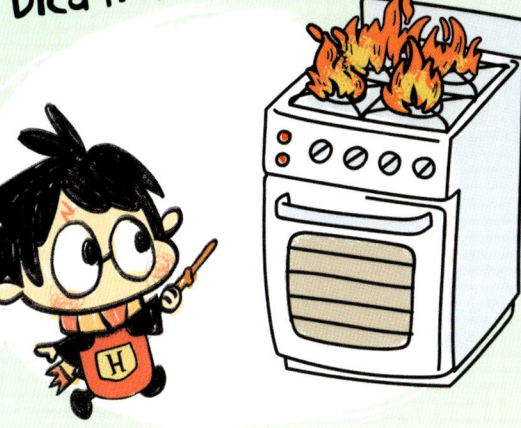

Peça a ajuda de um adulto ao usar facas e equipamentos ou ao trabalhar com fornos ou panelas quentes.

Dica nº 6

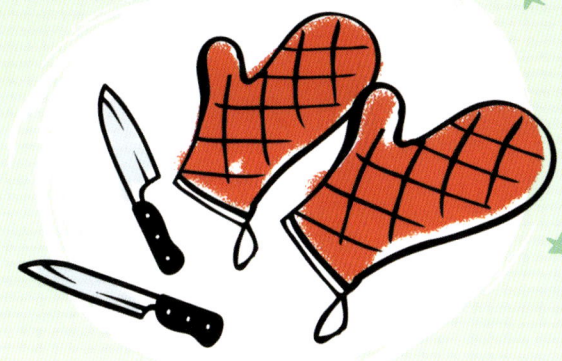

Lembre-se de sempre calçar luvas de proteção ao usar o forno e de sempre fazer o corte no sentido oposto ao seu corpo ao usar facas.
(Vire a página para dicas de facas para iniciantes.)

Dica nº 7

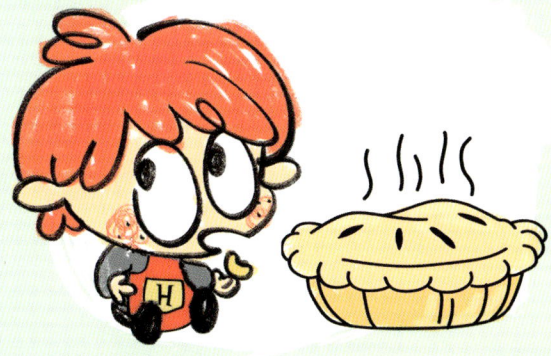

Nunca sirva comida quando estiver muito quente ou apenas parcialmente cozida.

Dica nº 8

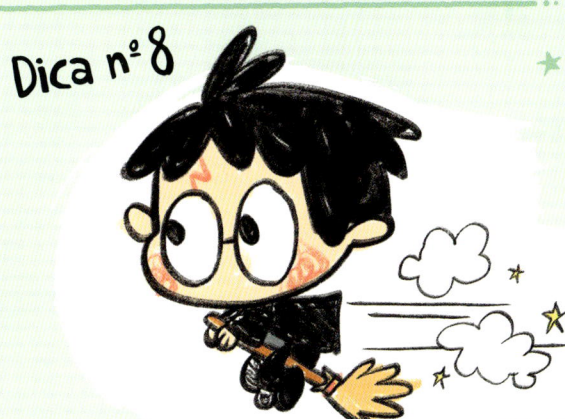

Não corra nem voe na cozinha.

IMPORTANTE!

Às vezes, quando os alimentos não são manuseados adequadamente, eles podem fazer você passar mal, por isso lave sempre frutas, legumes, verduras e ervas antes de usá-los e mantenha a carne e o peixe crus longe de outros alimentos.

Se a receita escolhida incluir carne ou peixe crus, use uma tábua de corte separada, se possível, e certifique-se de lavar as mãos depois.

Noções Básicas de Culinária

As receitas deste livro foram elaboradas para serem fáceis de seguir. Mas aqui estão algumas informações adicionais para tornar as coisas ainda mais simples.

Equipamentos Essenciais

Assim como uma poção precisa dos ingredientes certos, uma receita precisa das ferramentas certas. Ao contrário do pó de chifre de um bicórnio, você não deve ter problema para encontrar os seguintes itens:

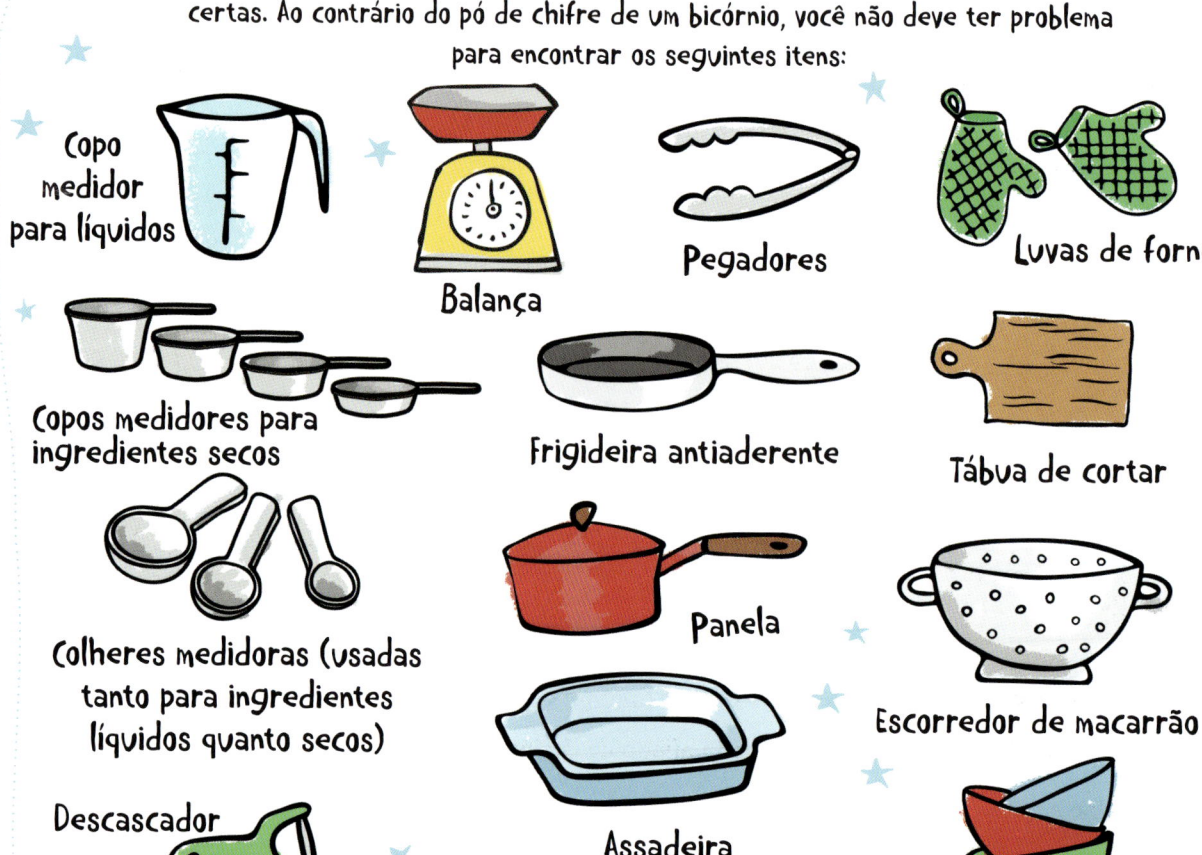

- Copo medidor para líquidos
- Balança
- Pegadores
- Luvas de forno
- Copos medidores para ingredientes secos
- Frigideira antiaderente
- Tábua de cortar
- Colheres medidoras (usadas tanto para ingredientes líquidos quanto secos)
- Panela
- Escorredor de macarrão
- Descascador
- Assadeira
- Fouet
- Colher de pau (para mexer)
- Tigelas de vários tamanhos diferentes

PAPO DE COZINHEIRO

Aprenda estas palavras e em breve você falará como um verdadeiro chef!

ASSAR: cozinhar alimentos com calor seco (geralmente no forno)

BATER: misturar ingredientes rapidamente usando uma colher, um fouet ou liquidificador

FERVER: aquecer um líquido até que bolhinhas subam à superfície

DOURAR: cozinhar em fogo alto até que os alimentos mudem de cor

PICAR: cortar alimentos em pequenos pedaços

DESENCAROÇAR: tirar sementes ou caroços

BRUNOISE: cortar alimentos em cubos pequenos

ESCORRER: remover o líquido dos alimentos usando uma peneira ou um escorredor

REGAR: derramar levemente um líquido (como um molho) sobre a comida

MARINAR: mergulhar os alimentos em líquido temperado para amaciar e adicionar sabor

DESCASCAR: remover a pele ou a casca

OBTER UM PURÊ: amassar, moer ou misturar um alimento até ficar completamente cremoso

TEMPERAR: adicionar sal, pimenta ou outros condimentos aos alimentos

FERVER EM FOGO BRANDO: aquecer um líquido logo abaixo do ponto de ebulição

RASPAR: remover a camada externa de frutas cítricas, como o limão

FACAS PARA INICIANTES

Muitas receitas deste livro exigem o uso de uma faca. Se você é um jovem cozinheiro ou está começando a aprender, aqui estão algumas dicas para fazer isso de maneira adequada e segura.

1. Escolha uma faca que caiba confortavelmente na sua mão.

2. Peça a um adulto para verificar se a faca está afiada.

3. Sempre corte e pique em uma tábua de madeira ou plástico.
(Se a tábua começar a escorregar, coloque um pano de prato molhado embaixo dela.)

4. Segure a faca firmemente pelo cabo com a mão mais forte (geralmente a que você usa para escrever). É como se você estivesse segurando uma varinha, para falar a verdade!

5. Certifique-se de que o lado afiado da lâmina esteja voltado para baixo.

6. Use a outra mão para segurar o alimento, enrolando os dedos em torno do ingrediente como uma garra e, em seguida, afastando as pontas dos dedos para mantê-los em segurança (sem polegares perdidos, por favor!).

7. Corte para baixo com pressão firme, na direção oposta a seu corpo (mantendo os olhos na faca o tempo todo).

8. Limpe a faca imediatamente após o uso e guarde-a em segurança para a próxima vez.

NOÇÕES BÁSICAS DE CULINÁRIA

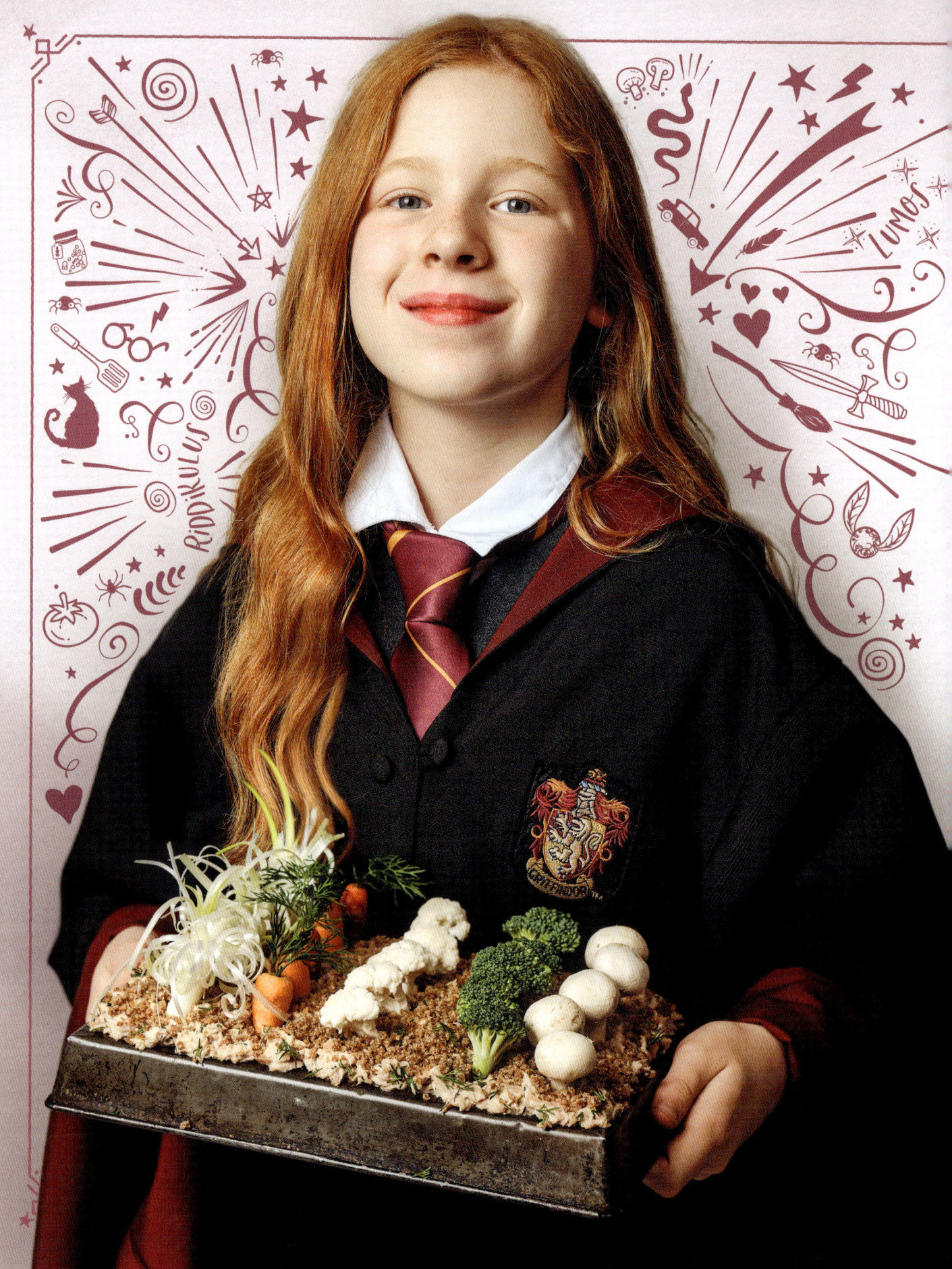

LANCHES

"Coma. Vai fazer você se sentir melhor."

— Professor Lupin

Estes petiscos saborosos e variados
vão ser uma mão na roda quando a fome bater –
seja de manhã, de tarde ou de noite!

QUADRINACHOS

4 PORÇÕES | **10 MINUTOS** | **35 MINUTOS**

Uma receita de nachos com muito queijo e carne e um toque do mundo bruxo – é inspirada no jogo de Quadribol. Misturados com os chips de tortilla estão balaços (almôndegas), goles (camarão) e um único grão de milho (o pomo de ouro). Você será o sortudo que devora o pomo? Para adicionar magia na hora das refeições, siga nossa Dica Top no final desta página para fazer balizas de quadribol – vão ficar incríveis quando você servir este prato.

- 300 g de almôndegas de carne bovina ou de cordeiro
- 225 g de camarões empanados
- 180 g de chips de tortilla simples
- 1 grão de milho
- 1 xícara/200 g de molho de tomate suave ou picante
- 1 maço de cebolinha picada
- 4 colheres de sopa de coentro picado
- 1 ½ xícara/180 g de queijo cheddar ralado
- Guacamole e *sour cream* para servir

1. Preaqueça o forno a 200° C. Espalhe as almôndegas em uma assadeira e leve ao forno por 10 minutos. Adicione os camarões e leve ao forno por mais 10-15 minutos ou até que as almôndegas e os camarões estejam bem cozidos.

2. Espalhe um terço dos chips em uma assadeira grande e rasa. Disponha metade das almôndegas, metade dos camarões e um único grão de milho sobre os chips. Coloque metade do molho de tomate e salpique com metade da cebolinha e do coentro. Polvilhe metade do queijo. Espalhe metade dos chips restantes. Disponha as almôndegas e os camarões restantes por cima e regue com o molho, a cebolinha e o coentro que sobraram. Adicione uma última camada de chips e polvilhe com o restante do queijo.

3. Asse no forno por 10 minutos ou até o queijo derreter. Sirva com guacamole e *sour cream*.

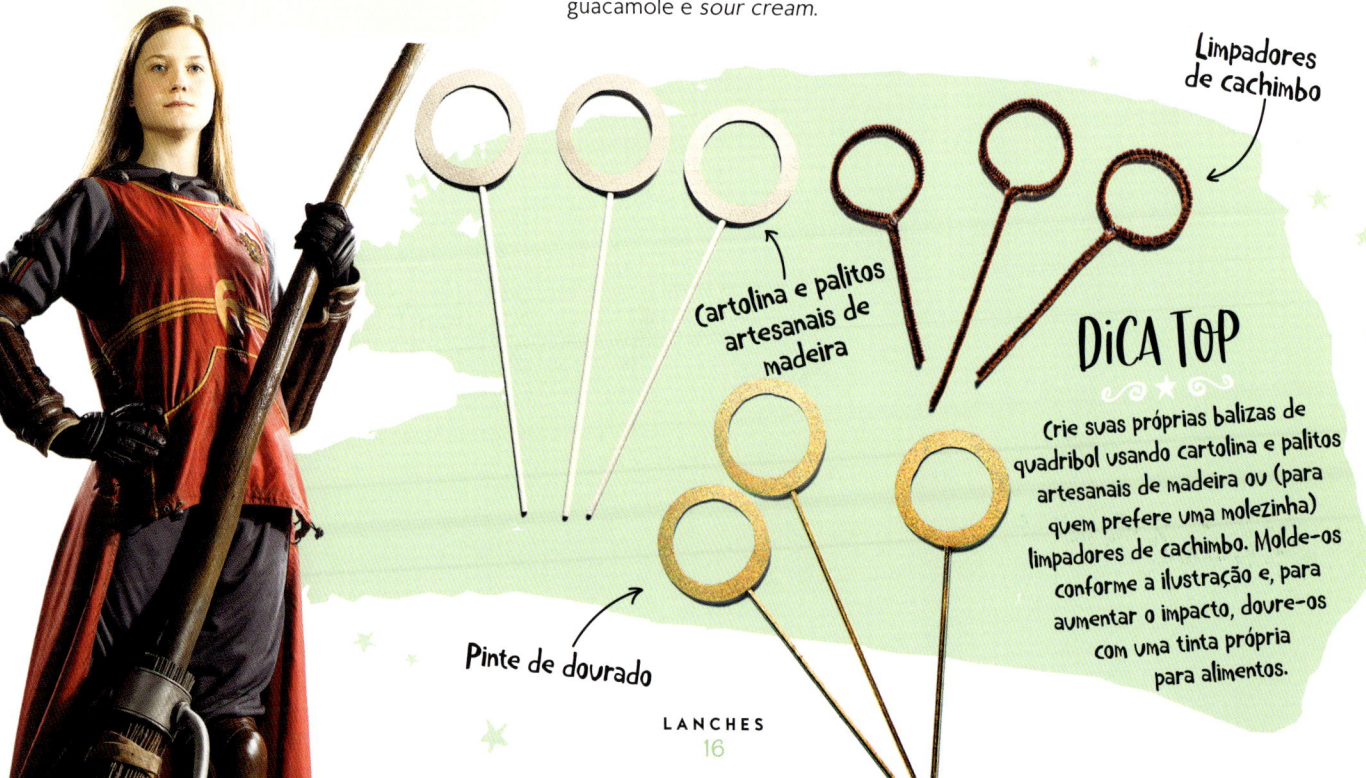

DICA TOP

Crie suas próprias balizas de quadribol usando cartolina e palitos artesanais de madeira ou (para quem prefere uma molezinha) limpadores de cachimbo. Molde-os conforme a ilustração e, para aumentar o impacto, doure-os com uma tinta própria para alimentos.

Cartolina e palitos artesanais de madeira

Limpadores de cachimbo

Pinte de dourado

LANCHES

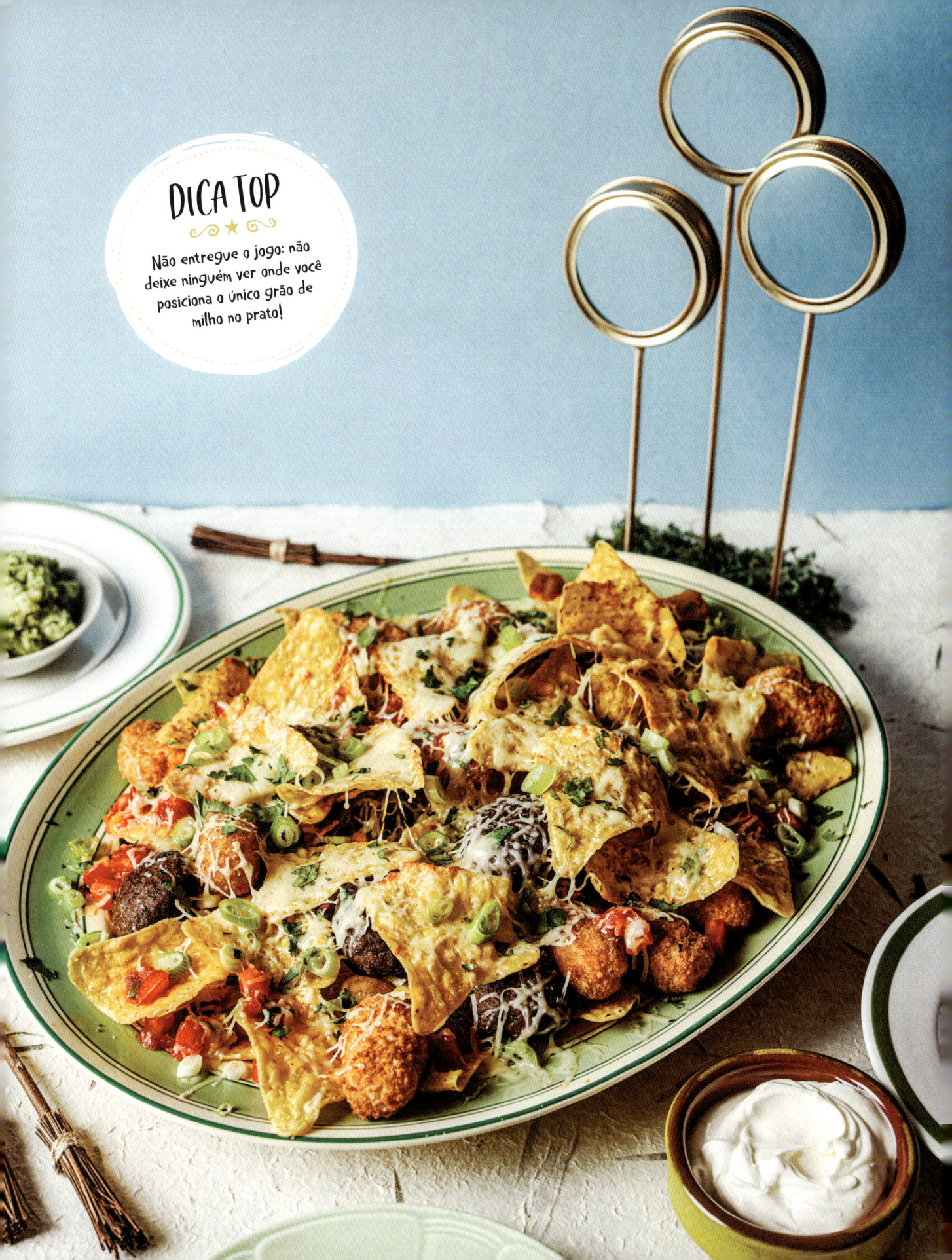

DICA TOP

Não entregue o jogo: não deixe ninguém ver onde você posiciona o único grão de milho no prato!

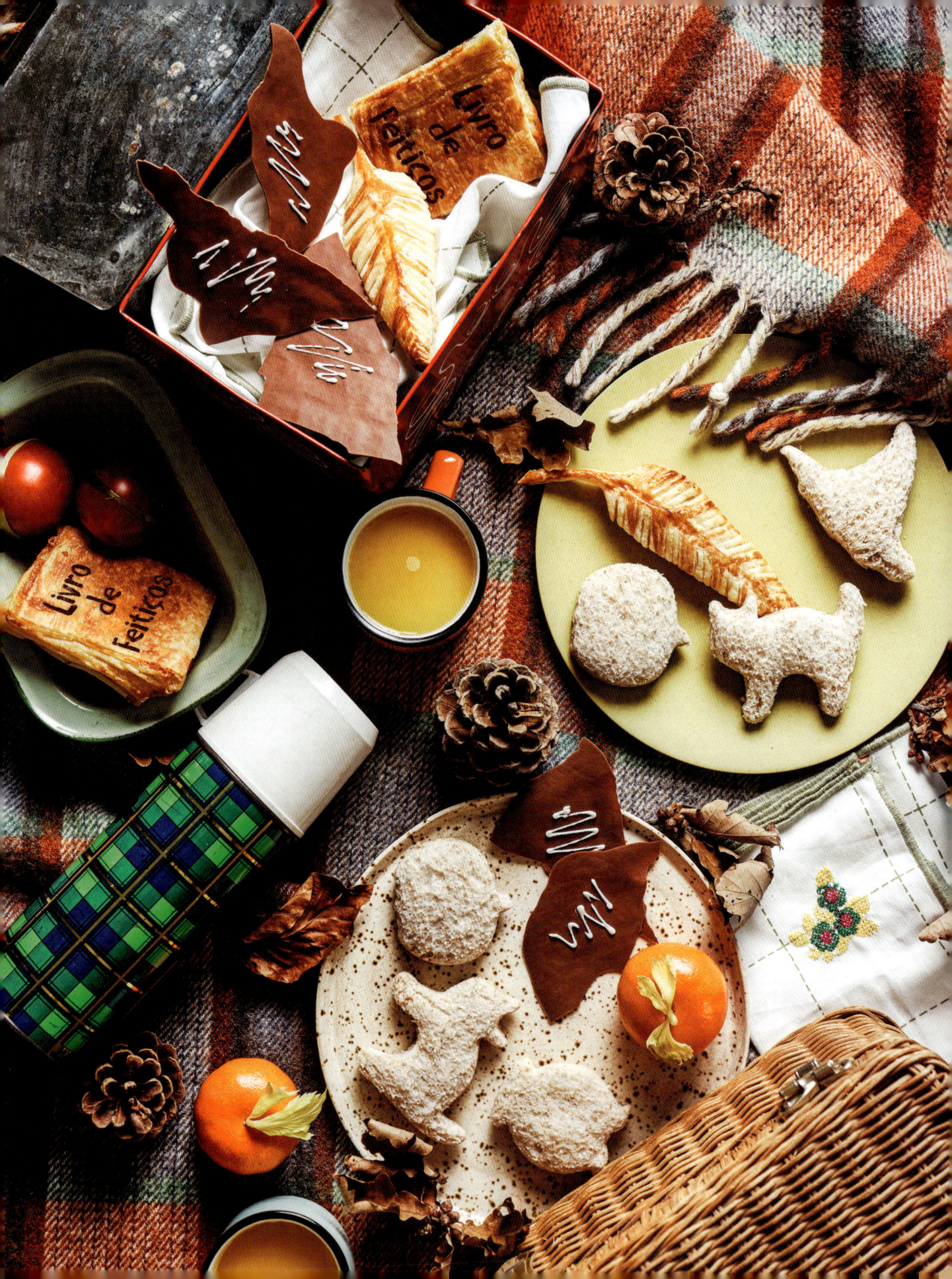

BAÚ DE GOSTOSURAS DE HOGWARTS

 2 PORÇÕES 1 HORA 15 MINUTOS

Hogwarts é um lugar verdadeiramente mágico com os fantasmas das casas, escadas em constante mudança e retratos de bruxos e bruxas famosos sempre em movimento. Mas uma das coisas que seus alunos mais gostam é da comida deliciosa. Esta receita mostra como fazer um baú cheio de guloseimas inspiradas em Hogwarts, incluindo um livro de feitiços, uma pena, uma abóbora, o Chapéu Seletor, sanduíches em formato de gato, um Lembrol de tomate e o espelho de dois sentidos de Sirius.

1 gema de ovo
2 colheres de chá de água
Corante alimentício natural marrom
250 g de massa folhada
2 fatias de queijo cheddar
¼ xícara/40 g de gotas de chocolate ao leite ou chocolate picado
1 cebolinha
2 tomates pequenos
Manteiga
4 fatias de pão branco ou integral
Queijo macio para o recheio de sanduíches
2 tangerinas (mexericas)
2 raminhos pequenos de folhas de aipo
Bisnaga de glacê prateado para decorar

EQUIPAMENTO ESPECIAL
Cortadores de biscoitos com formas diferentes
Pincel fino
Pincel para pastelaria

1 Preaqueça o forno a 220° C. Use papel para desenhar e recortar o modelo de pena (ver na página 120). Forre uma assadeira com papel-manteiga. Bata a gema em uma tigela pequena com 2 colheres de chá de água. Transfira um pouco para uma tigela separada e acrescente uma pitada de corante alimentício marrom.

2 Abra um terço da massa sobre uma superfície levemente enfarinhada até ela atingir 3 mm de espessura. Coloque o modelo sobre a massa e recorte o formato da pena com uma pequena faca de cozinha. Transfira para a assadeira e corte uma segunda pena. Use a faca para fazer pequenos cortes em ambos os lados das penas. Abra a massa restante até a mesma espessura e corte ao meio. Coloque as fatias de queijo em uma metade e faça um sanduíche com a segunda. Corte dois retângulos de 9 x 7 cm. Adicione à assadeira.

3 Utilize um pincel para pincelar a parte superior das massas com o ovo batido sem corante. Use a gema colorida para pintar as marcas nas penas, conforme mostrado na fotografia. Asse por 8 minutos até que as penas fiquem douradas. Retire as penas da assadeira e asse os retângulos por mais 5 minutos.

4 Derreta o chocolate usando o processo explicado na Dica Top. Transfira para uma folha de papel-manteiga e espalhe uma camada fina. Refrigere até ficar firme.

Continua na página 20

DICA TOP

Para derreter o chocolate, coloque uma tigela refratária com as gotas de chocolate sobre uma panela pequena com água fervente até derreter. Como alternativa, você pode usar o micro-ondas em potência média por períodos curtos, mexendo frequentemente até ficar homogêneo.

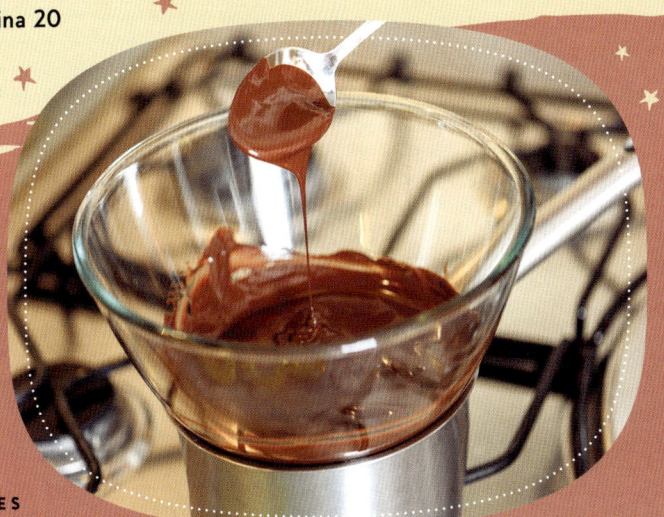

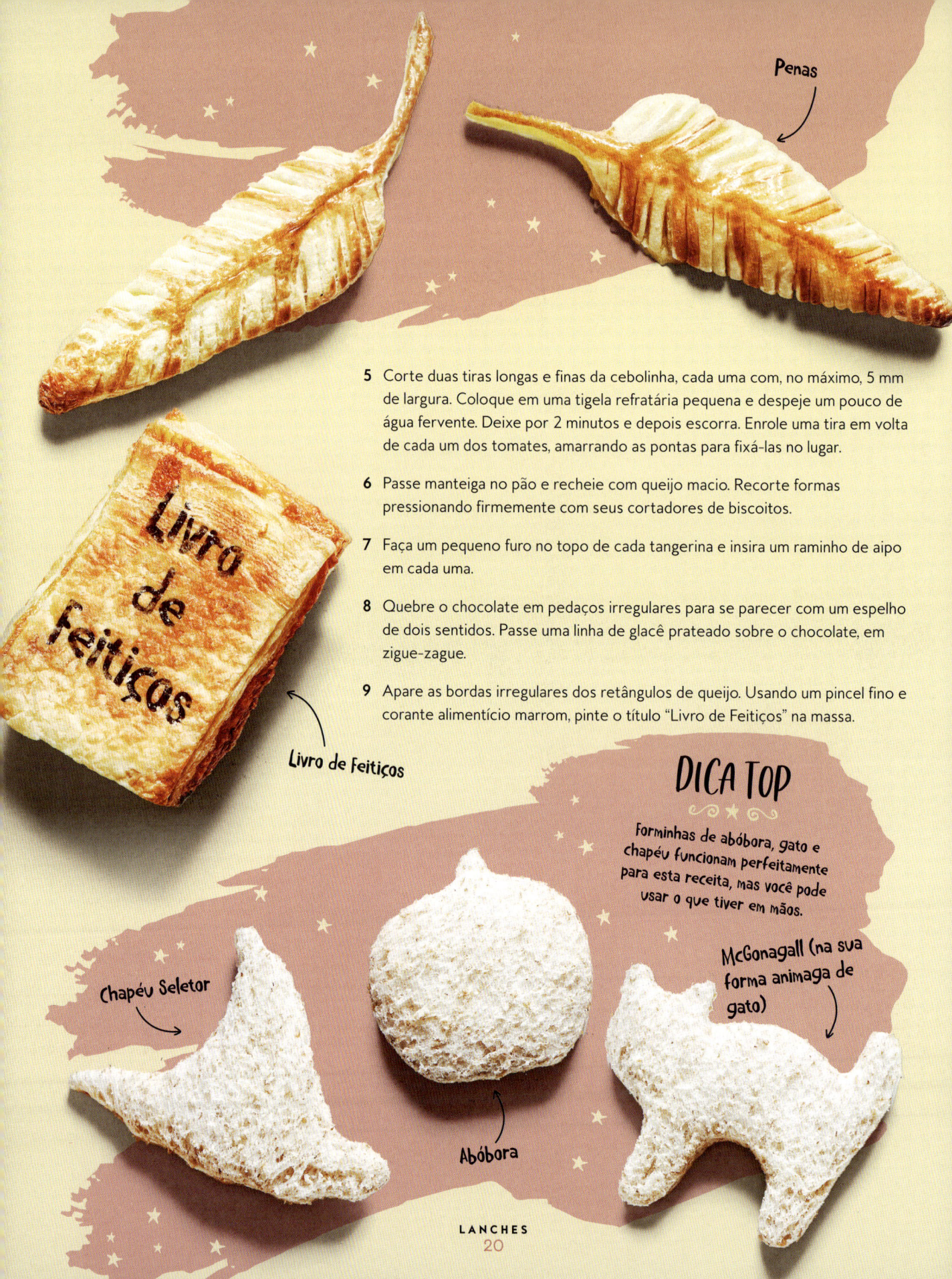

Penas

5   Corte duas tiras longas e finas da cebolinha, cada uma com, no máximo, 5 mm de largura. Coloque em uma tigela refratária pequena e despeje um pouco de água fervente. Deixe por 2 minutos e depois escorra. Enrole uma tira em volta de cada um dos tomates, amarrando as pontas para fixá-las no lugar.

6   Passe manteiga no pão e recheie com queijo macio. Recorte formas pressionando firmemente com seus cortadores de biscoitos.

7   Faça um pequeno furo no topo de cada tangerina e insira um raminho de aipo em cada uma.

8   Quebre o chocolate em pedaços irregulares para se parecer com um espelho de dois sentidos. Passe uma linha de glacê prateado sobre o chocolate, em zigue-zague.

9   Apare as bordas irregulares dos retângulos de queijo. Usando um pincel fino e corante alimentício marrom, pinte o título "Livro de Feitiços" na massa.

Livro de Feitiços

DICA TOP

Forminhas de abóbora, gato e chapéu funcionam perfeitamente para esta receita, mas você pode usar o que tiver em mãos.

Chapéu Seletor

McGonagall (na sua forma animaga de gato)

Abóbora

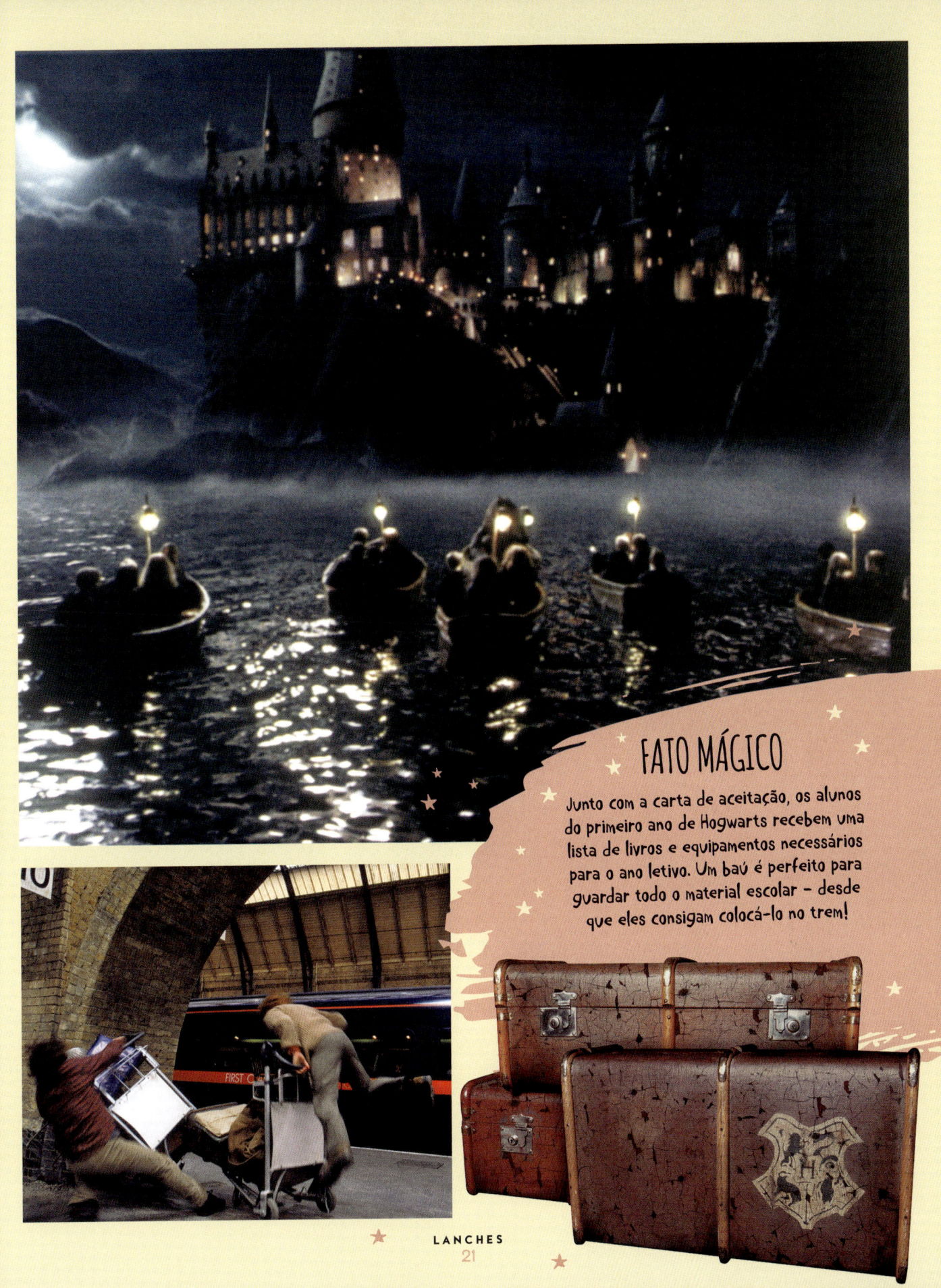

FATO MÁGICO

Junto com a carta de aceitação, os alunos do primeiro ano de Hogwarts recebem uma lista de livros e equipamentos necessários para o ano letivo. Um baú é perfeito para guardar todo o material escolar – desde que eles consigam colocá-lo no trem!

LANCHES

O FORD ANGLIA VOADOR DO SR. WEASLEY

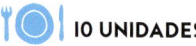 10 UNIDADES   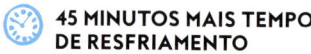 45 MINUTOS MAIS TEMPO DE RESFRIAMENTO   15-20 MINUTOS

Nos anos em que estudaram em Hogwarts, Harry e Rony viveram inúmeras aventuras arrepiantes, como na vez que voaram para Hogwarts a bordo do Ford Anglia encantado do Sr. Weasley e trombaram com o Salgueiro Lutador, dono de pouquíssimo senso de humor. Ai! Essa doeu! Você definitivamente não vai precisar de um multiplicador de invisibilidade para fazer desaparecer estas guloseimas em forma de carro. Sirva-as entre os petiscos de uma festa ou mesmo sozinhas.

- 1 ½ xícara/190 g de farinha de trigo tradicional
- 85 g de manteiga cortada em cubos
- 1 colher de chá de chili em pó suave
- ½ xícara/60 g de queijo parmesão ralado fino
- 1 gema de ovo grande
- 1 colher de sopa de água gelada

PARA DECORAR
- 4 colheres de sopa de cream cheese em temperatura ambiente ou derretido
- Rabanetes
- Uvas vermelhas

EQUIPAMENTO ESPECIAL
- 10 palitos de picolé
- Saco de confeitar pequeno
- Processador de alimentos

1. Preaqueça o forno a 190° C. Forre duas assadeiras com papel-manteiga. Desenhe e recorte o modelo do carro na página 120.

2. Coloque a farinha, a manteiga e o chili num processador de alimentos e misture até obter uma mistura semelhante a migalhas de pão. Adicione o parmesão, a gema e 1 colher de sopa de água gelada e misture até os ingredientes formarem uma massa.

3. Vire a massa sobre uma superfície ligeiramente enfarinhada e, usando um rolo, estenda até obter uma espessura de 5 mm. Coloque o modelo sobre a massa e recorte o formato do carro com uma faca pequena e afiada. Transfira para a assadeira e corte o máximo de carros que puder. (Você também pode abrir as aparas com o rolo e fazer mais.)

Continua na página 24

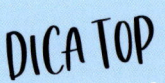 **DICA TOP** — Peça a um adulto para ajudá-lo a cortar a massa em forma de carro.

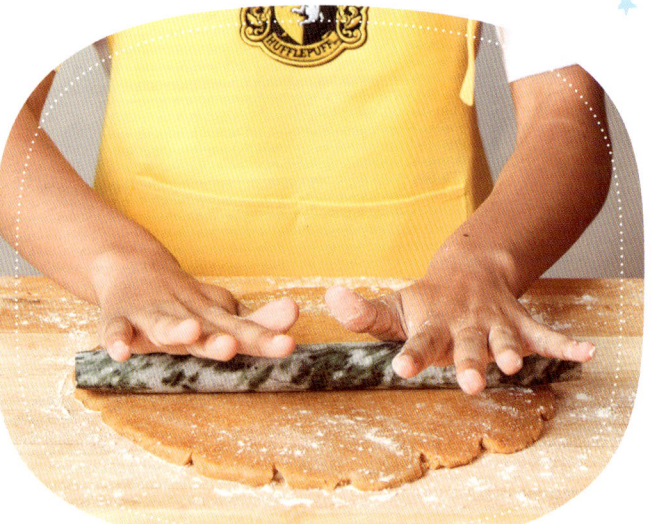
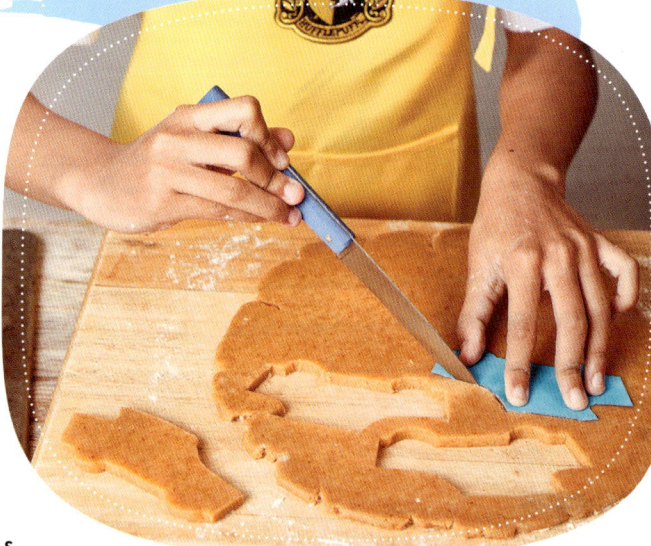

LANCHES

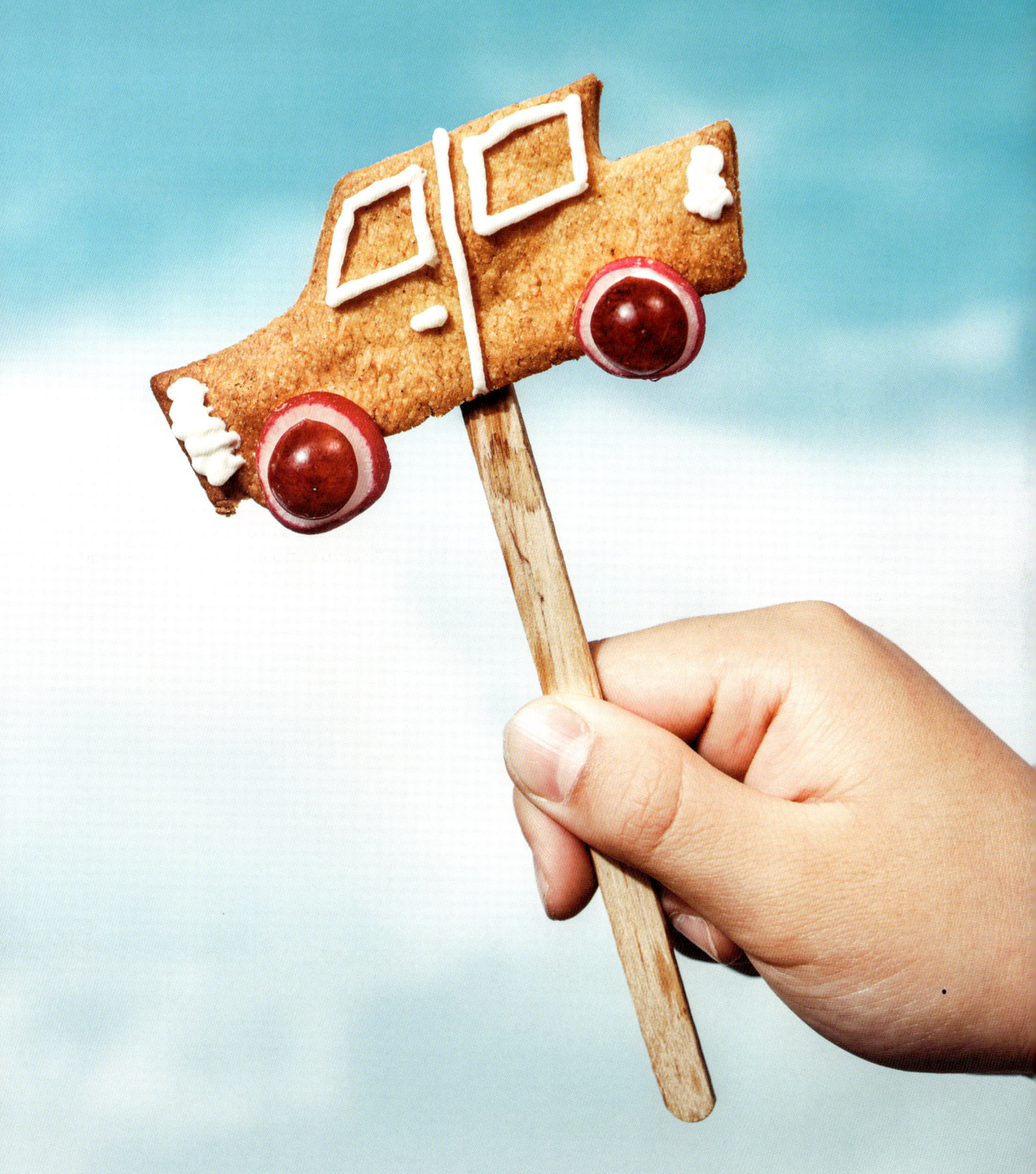

4 Com cuidado, empurre um palito de picolé através da base de cada pedaço de massa, moldando a massa para baixo para prender o palito no lugar. Mantenha os palitos o mais horizontais possível ao posicioná-los para não rasgar a massa. Asse por 15-20 minutos até dourar. Deixe esfriar sobre o papel.

5 Coloque o cream cheese em um pequeno saco de confeitar e corte a ponta para que a cobertura possa ser aplicada em uma linha fina. Faça com ela linhas nos biscoitos representando janelas, portas e faróis. Use rodelas bem finas de rabanete e uvas para as rodas, fixando-as com gotinhas da cobertura.

APRESENTAÇÃO

Coloque um limão ou uma abóbora cortado ao meio num prato ou numa tábua (com o lado cortado voltado para baixo). Faça cortes com uma faca pequena e afiada. Empurre com cuidado as pontas dos palitos de picolé na polpa para que os carros fiquem na posição vertical.

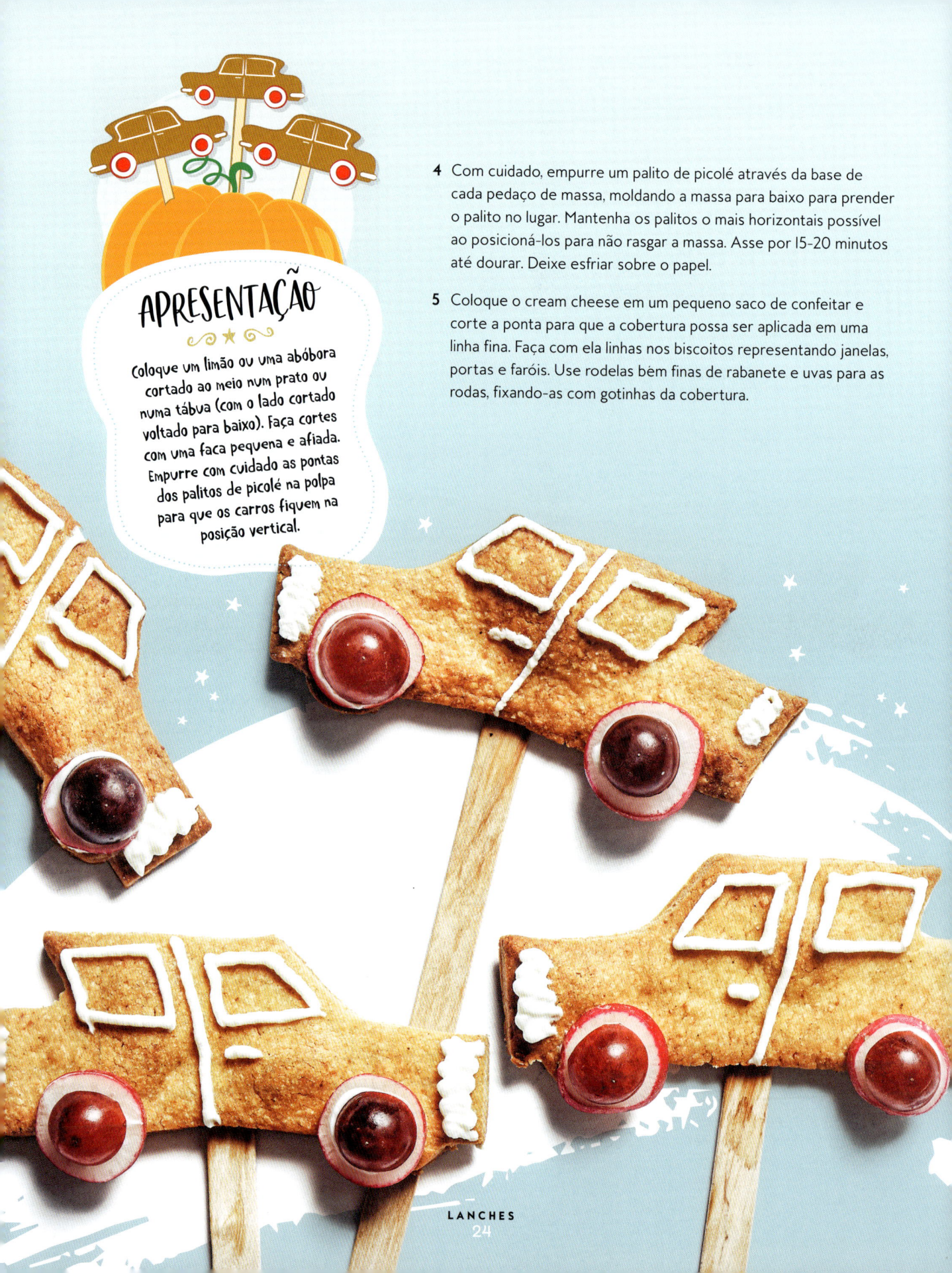

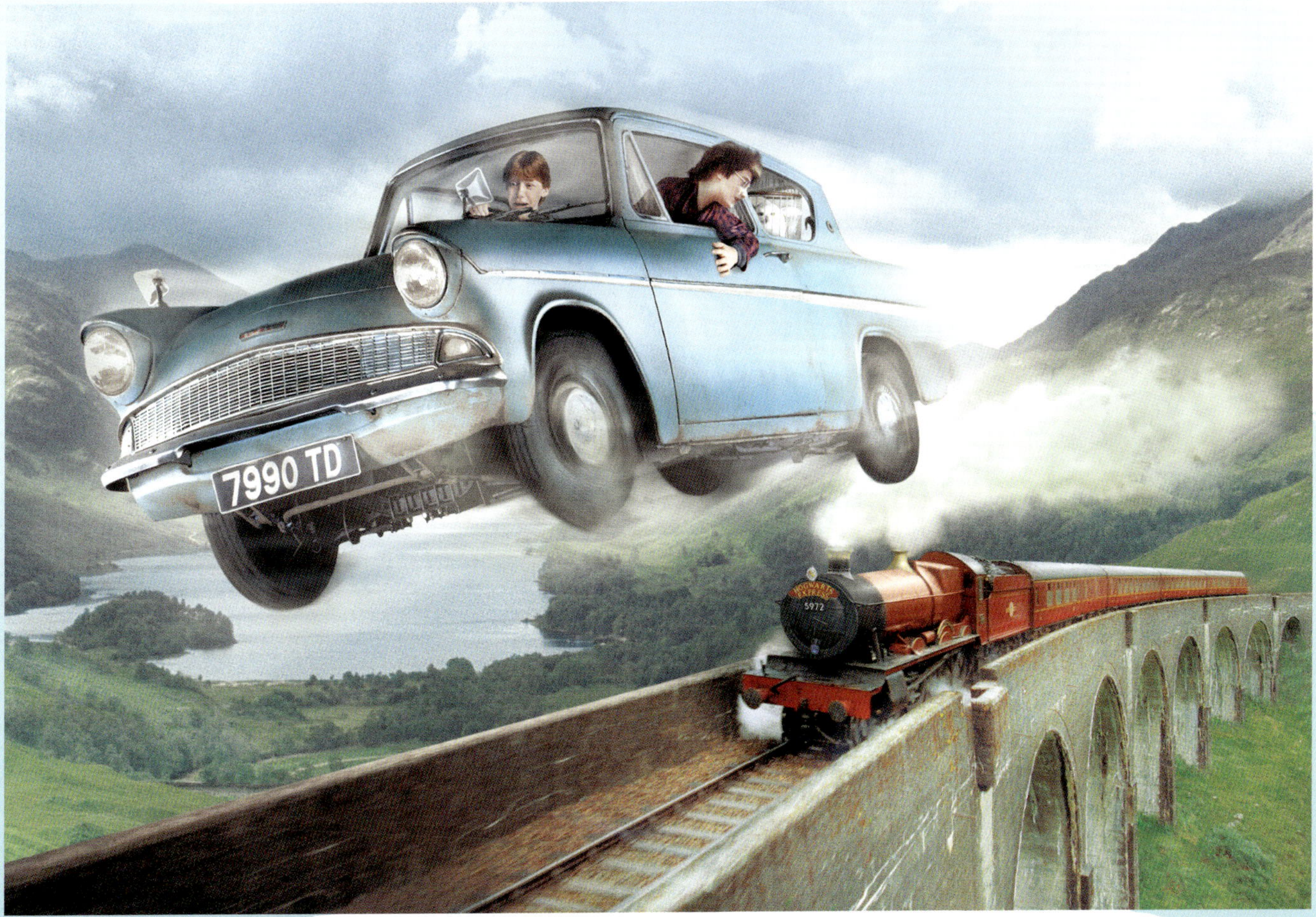

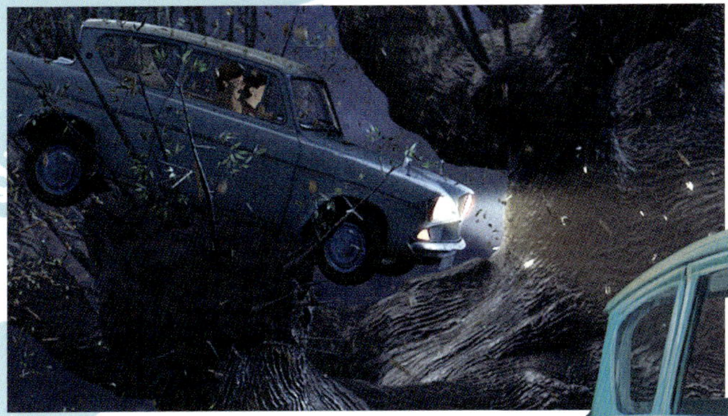

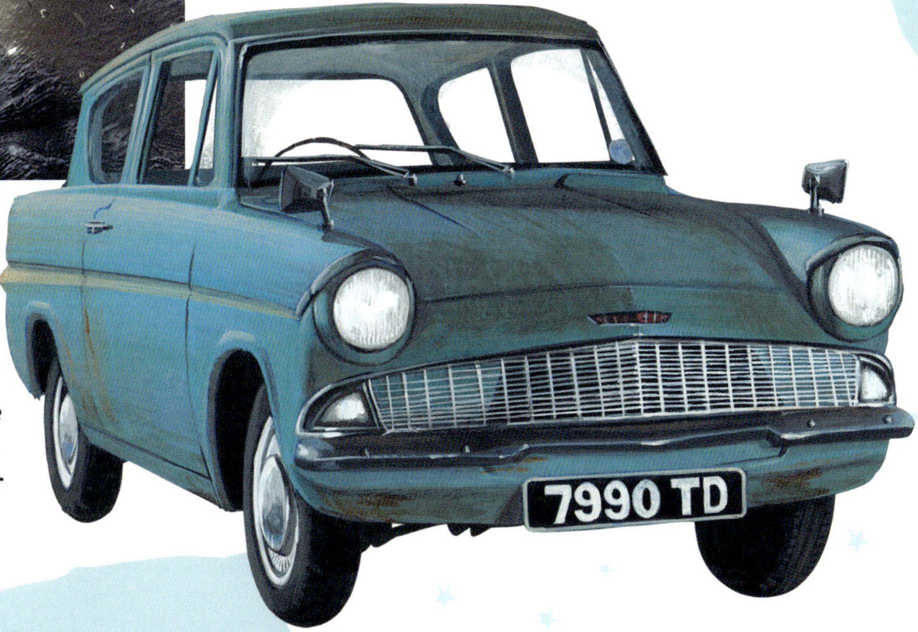

FATO MÁGICO

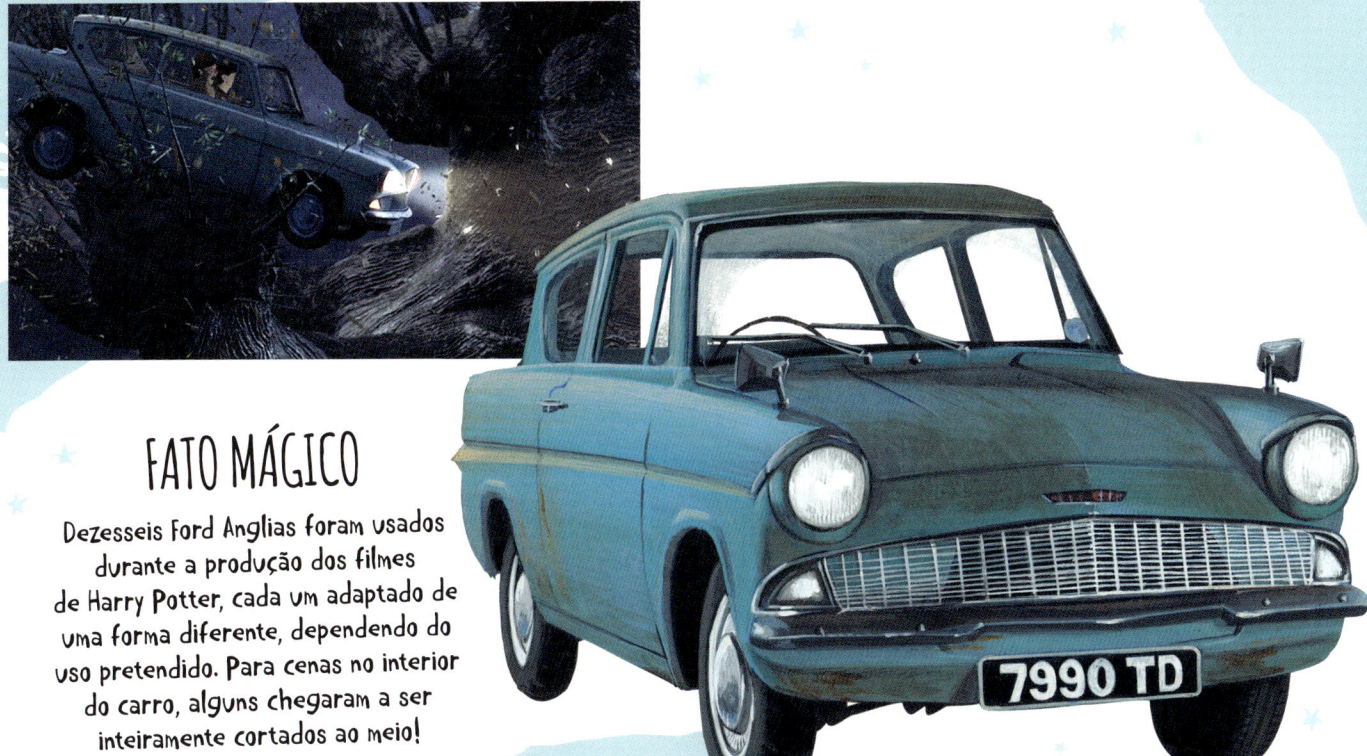

Dezesseis Ford Anglias foram usados durante a produção dos filmes de Harry Potter, cada um adaptado de uma forma diferente, dependendo do uso pretendido. Para cenas no interior do carro, alguns chegaram a ser inteiramente cortados ao meio!

LANCHES

Salgadinhos de Queijo do Ofidioglota

 10 UNIDADES 40 MINUTOS 30 MINUTOS

No mundo bruxo, um ofidioglota é um bruxo ou bruxa que consegue falar com cobras. Harry descobre que tem esse "dom" quando, inadvertidamente, ajuda uma jiboia a escapar do zoológico e, mais tarde, ouve os murmúrios assassinos do basilisco. Caramba! Você vai aprender uma nova habilidade ao fazer estas pequeninas e saborosas serpentes. A "massa choux" é macia, moldada com um saco de confeitar, incha ao assar e é deliciosa.

PARA A MASSA

½ xícara/65 g de farinha de trigo tradicional, mais 1 colher de sopa

½ tablete/55 g de manteiga sem sal

⅔ xícara/150 ml de água

2 ovos grandes

½ xícara/60 g de queijo cheddar curado ralado fino

1 pimentão verde

PARA O ACABAMENTO

½ pimentão vermelho

Passas ou groselhas

EQUIPAMENTO ESPECIAL

Saco de confeitar grande de plástico

1 bico de confeitar simples de 1 cm

1 Preaqueça o forno a 200º C. Forre uma assadeira grande com papel-manteiga. Peneire toda a farinha sobre um quadrado de papel-manteiga.

2 Coloque a manteiga em uma panela com ⅔ xícara/150 ml de água e aqueça em fogo baixo até a manteiga derreter. Deixe ferver e acrescente a farinha peneirada. Retire do fogo e misture com uma colher de pau até formar uma pasta grossa. Deixe esfriar por 5 minutos.

3 Bata os ovos, despeje um pouco na panela e, depois, bata novamente até ficar homogêneo. Continue batendo os ovos aos poucos até que a pasta fique espessa e brilhante. Junte o queijo.

4 Coloque a massa em um saco de confeitar grande equipado com um bico com abertura de 1 cm. Desenhe uma linha sinuosa de massa na assadeira, com cerca de 12 a 15 cm de comprimento. Faça mais nove cobrinhas (ou quantas você conseguir fazer com a massa), espaçando-as ligeiramente.

5 Corte tiras de pimentão verde com 1 cm de largura. Corte as tiras em pequenos triângulos. Coloque-os delicadamente sobre a massa para indicar as escamas da cobra. Asse por 20-25 minutos até crescer e ganhar um tom dourado intenso.

6 Enquanto assa, corte tiras fininhas do pimentão vermelho, cada uma com cerca de 3 cm de comprimento, para fazer as línguas. Corte um pequeno triângulo na ponta de cada tira.

7 Assim que os salgadinhos terminarem de assar, retire do forno e deixe esfriar. Use a ponta de uma faca para fazer um pequeno corte no final de cada massa e acomode as línguas. Corte as passas em pedaços menores e aplique-as no lugar dos olhos.

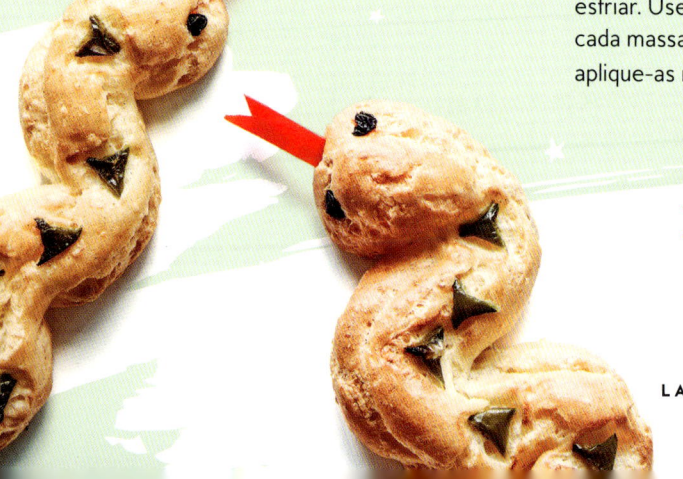

LANCHES

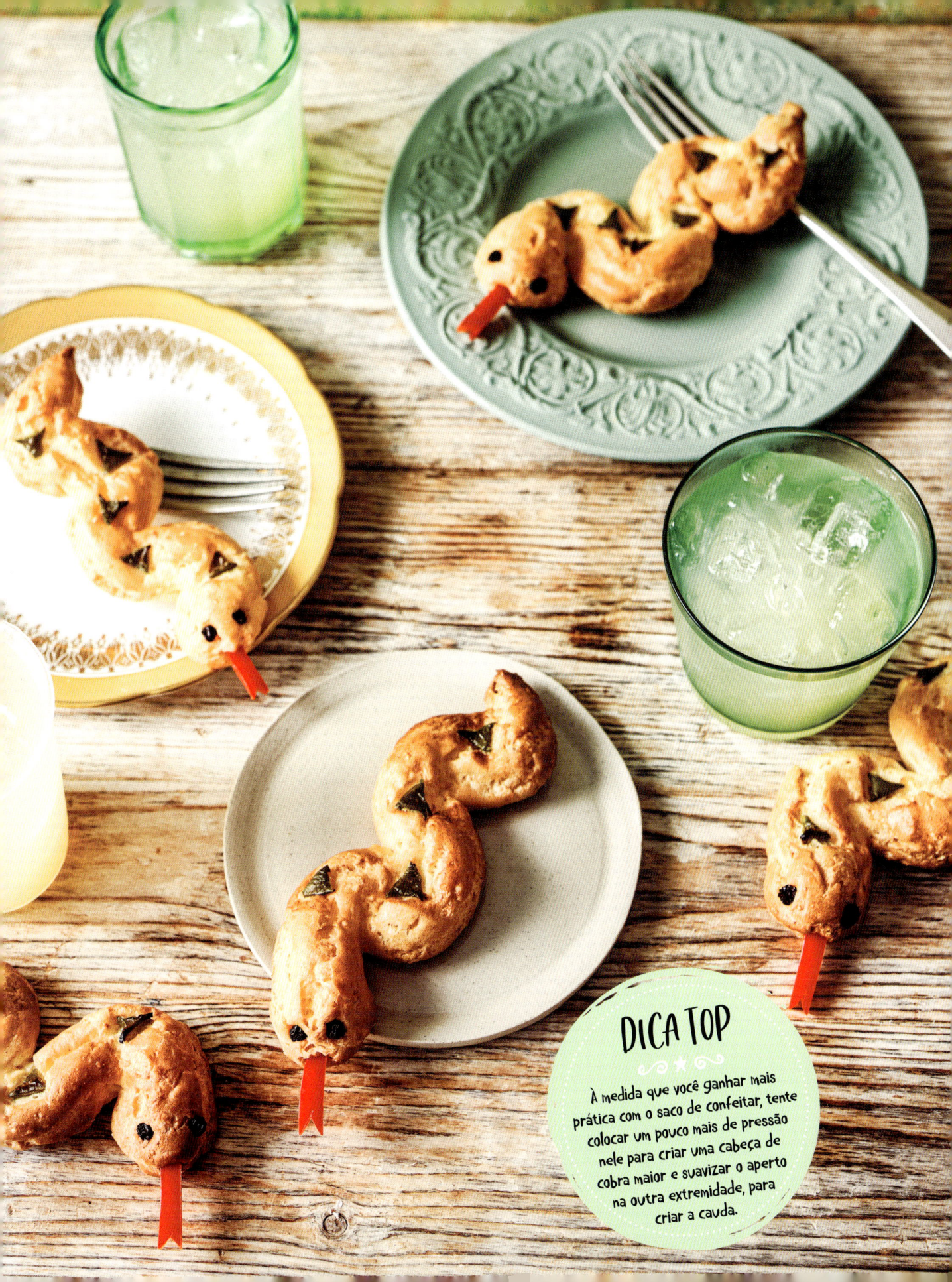

DICA TOP

À medida que você ganhar mais prática com o saco de confeitar, tente colocar um pouco mais de pressão nele para criar uma cabeça de cobra maior e suavizar o aperto na outra extremidade, para criar a cauda.

PASTINHA APIMENTADA DO CÁLICE DE FOGO

 4 PORÇÕES 30 MINUTOS 30 MINUTOS

Todos se surpreendem quando o Cálice de Fogo cospe o nome de Harry Potter no quarto filme. Mas regras são regras no mundo bruxo, e não demorará muito para que o jovem aluno da Grifinória tenha de enfrentar uma série de tarefas que o deixam de cabelos em pé. Esta deliciosa pastinha apimentada também vai mexer com você. Para se divertir, experimente adicionar seu próprio nome no queijo que acompanha.

PARA A PASTINHA
2 colheres de sopa de azeite
1 cebola grande picada
1 pimenta suave picada
2 latas/800 g de tomate sem pele
1 colher de sopa de açúcar mascavo
4 colheres de sopa de pesto de tomate seco
3 colheres de sopa de coentro em grão ou em folhas picadas

PARA O ACABAMENTO
4 fatias de queijo muçarela
Corante alimentício natural marrom
3 xícaras/175-200 g de mistura de chips de tortilla simples e de milho

EQUIPAMENTO ESPECIAL
Pincel fino

1. Aqueça o azeite em uma panela grande e frite a cebola por 5 minutos. Adicione a pimenta, o tomate e o açúcar mascavo e aqueça até ferver. Continue cozinhando por cerca de 25 minutos até que a mistura fique espessa e pegajosa. Acrescente o pesto e o coentro. Retire do fogo.

2. Corte as fatias de queijo em formato semelhante ao papel queimado que revela os quatro nomes que saem do Cálice de Fogo (ver Fato Mágico abaixo). Use o corante alimentício marrom e o pincel fino para escrever os nomes no queijo e pinte as bordas para que pareçam carbonizadas pelo fogo.

3. Reaqueça a pastinha, se preferir – ela é boa servida quente ou gelada. Transfira para um recipiente pequeno e fundo. Sirva rodeada de chips de tortilla e fatias de queijo.

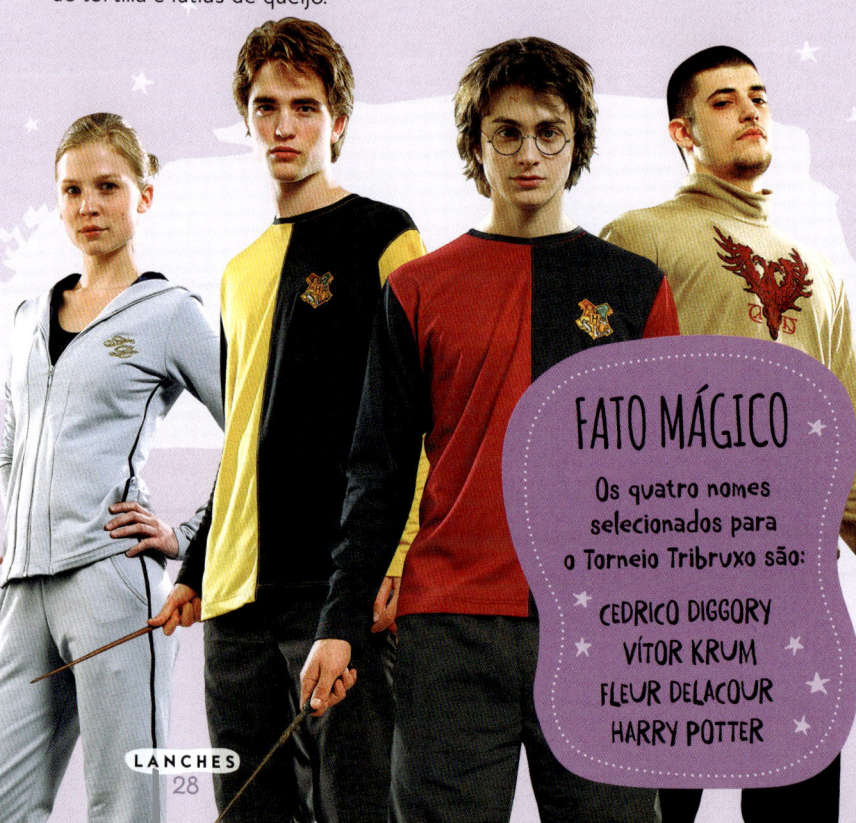

DICA TOP
Uma substância da pimenta chamada capsaicina pode causar às vezes uma sensação de queimação nas mãos após o toque. Para evitar, sugerimos usar luvas de borracha ou cirúrgicas.

FATO MÁGICO
Os quatro nomes selecionados para o Torneio Tribruxo são:

CEDRICO DIGGORY
VÍTOR KRUM
FLEUR DELACOUR
HARRY POTTER

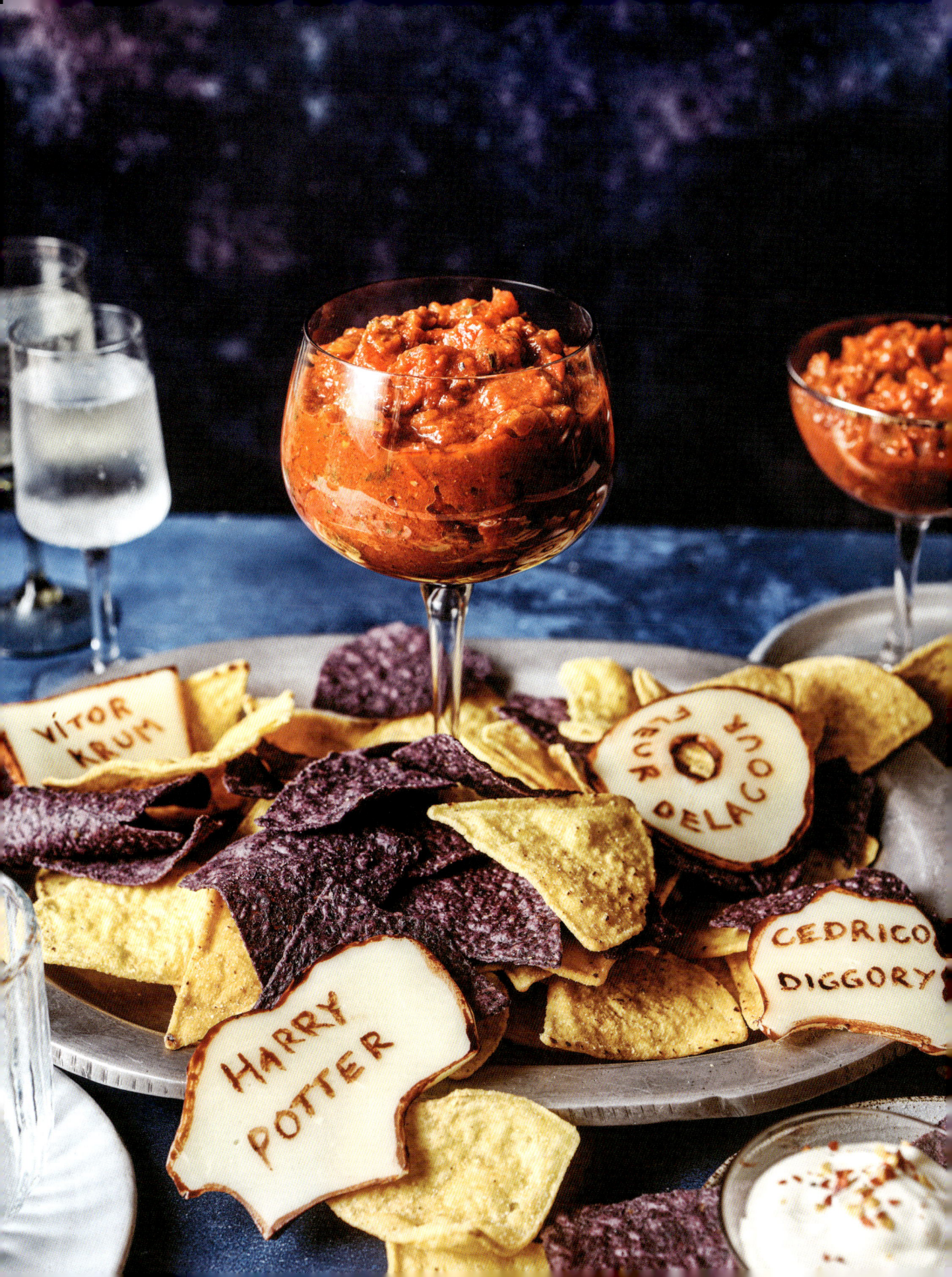

SALGADINHOS DE RAIOS DE QUEIJO

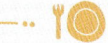 24 UNIDADES 40 MINUTOS 12-15 MINUTOS

Estes deliciosos petiscos lembram a famosa cicatriz em forma de raio de Harry Potter, adquirida involuntariamente depois de ele ter sido atacado por Lorde Voldemort ainda bebê. Recheados com bastante queijo, os salgadinhos são uma iguaria para a hora do almoço ou para um lanche, ou podem servir para beliscar enquanto você faz o dever de casa. Você não vai querer ficar mal com o professor Snape, não é?

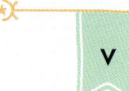

1 ½ xícara/190 g de farinha de trigo tradicional

Uma boa pitada de sal

110 g de manteiga sem sal gelada cortada em cubos

¾ xícara/90 g de queijo cheddar ralado fino

1 gema de ovo grande

1 colher de chá de chili em pó

Ovo batido para glacear

1. Preaqueça o forno a 190º C. Forre uma assadeira grande com papel--manteiga. Em uma tigela, coloque a farinha, o sal e a manteiga, friccionando-os com a ponta dos dedos até que a mistura fique parecida com migalhas de pão. Adicione o queijo e a gema de ovo, mexendo com uma espátula de ponta arredondada até formar uma massa firme. Molde em quadrados achatados.

2. Vire a massa sobre uma superfície levemente enfarinhada e abra-a em um quadrado em torno de 23 cm. Apare as bordas para ficar mais bem-acabado. Corte longitudinalmente em quatro tiras de tamanhos iguais. Corte a massa em intervalos de 4 cm para terminar com 24 retângulos. Corte cada retângulo diagonalmente ao meio.

3. Para moldar cada raio, pegue as duas metades de um retângulo e reposicione-as na assadeira de forma que as pontas fiquem afastadas umas das outras e dois dos lados longos se encontrem. Grude bem as duas partes para que elas não se separem depois de assadas. Repita com as peças restantes.

4. Pincele os raios com ovo batido e use os dedos para polvilhar o chili em pó em uma camada fina. Asse por 12-15 minutos até dourar. Deixe esfriar na assadeira.

DICA TOP

Siga este diagrama que mostra como cortar e posicionar a massa para criar os pequenos raios.

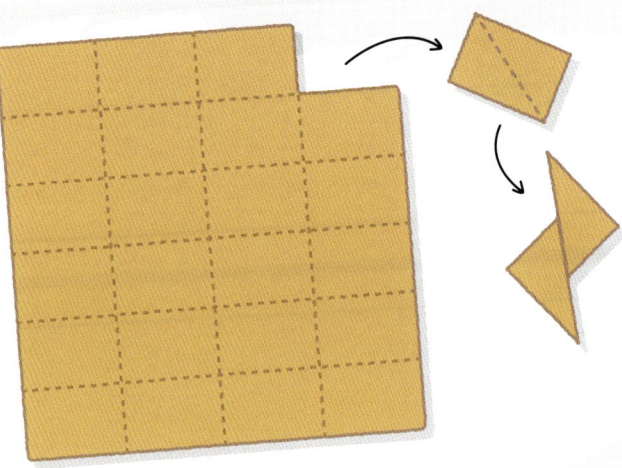

LANCHES

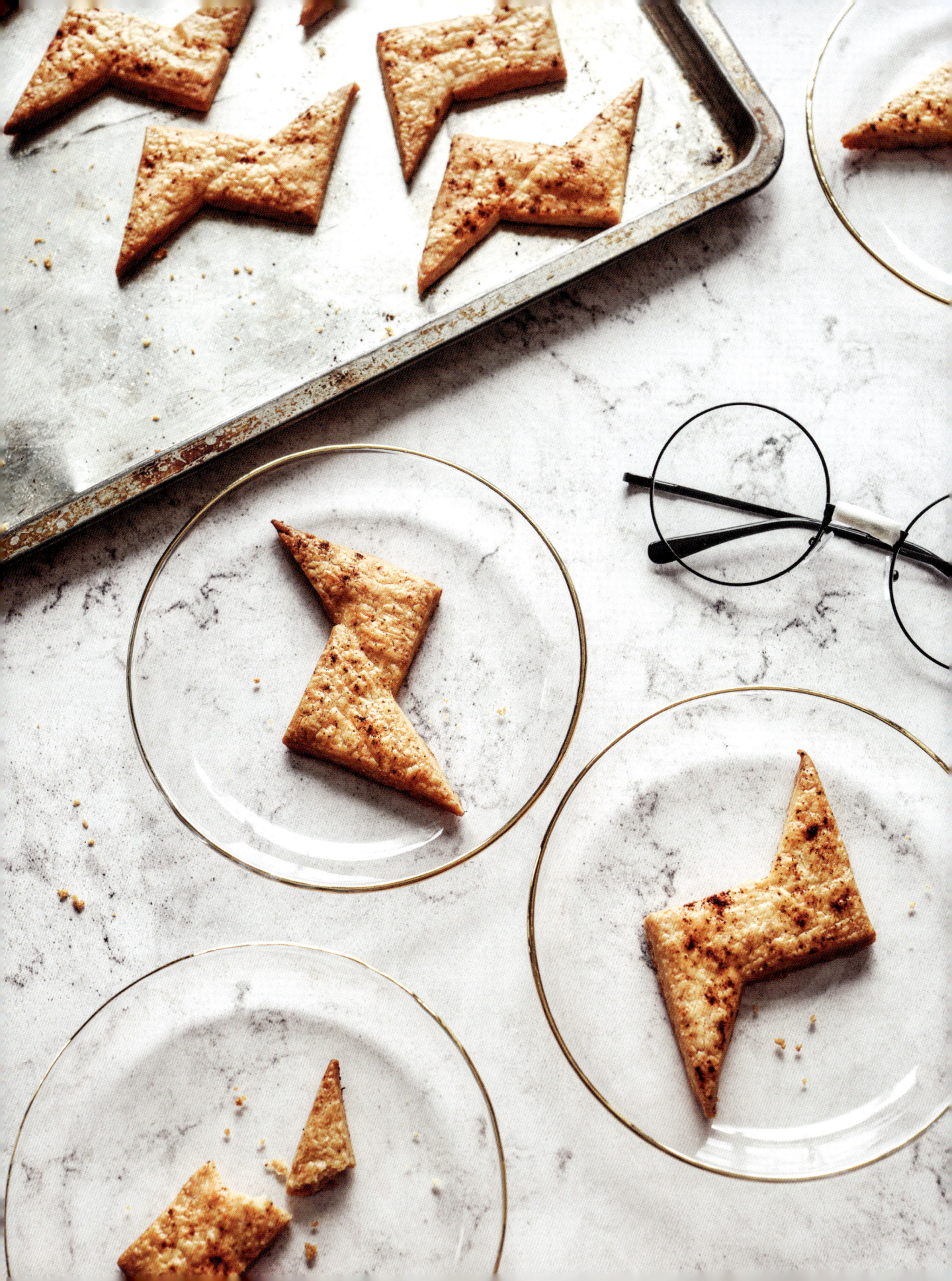

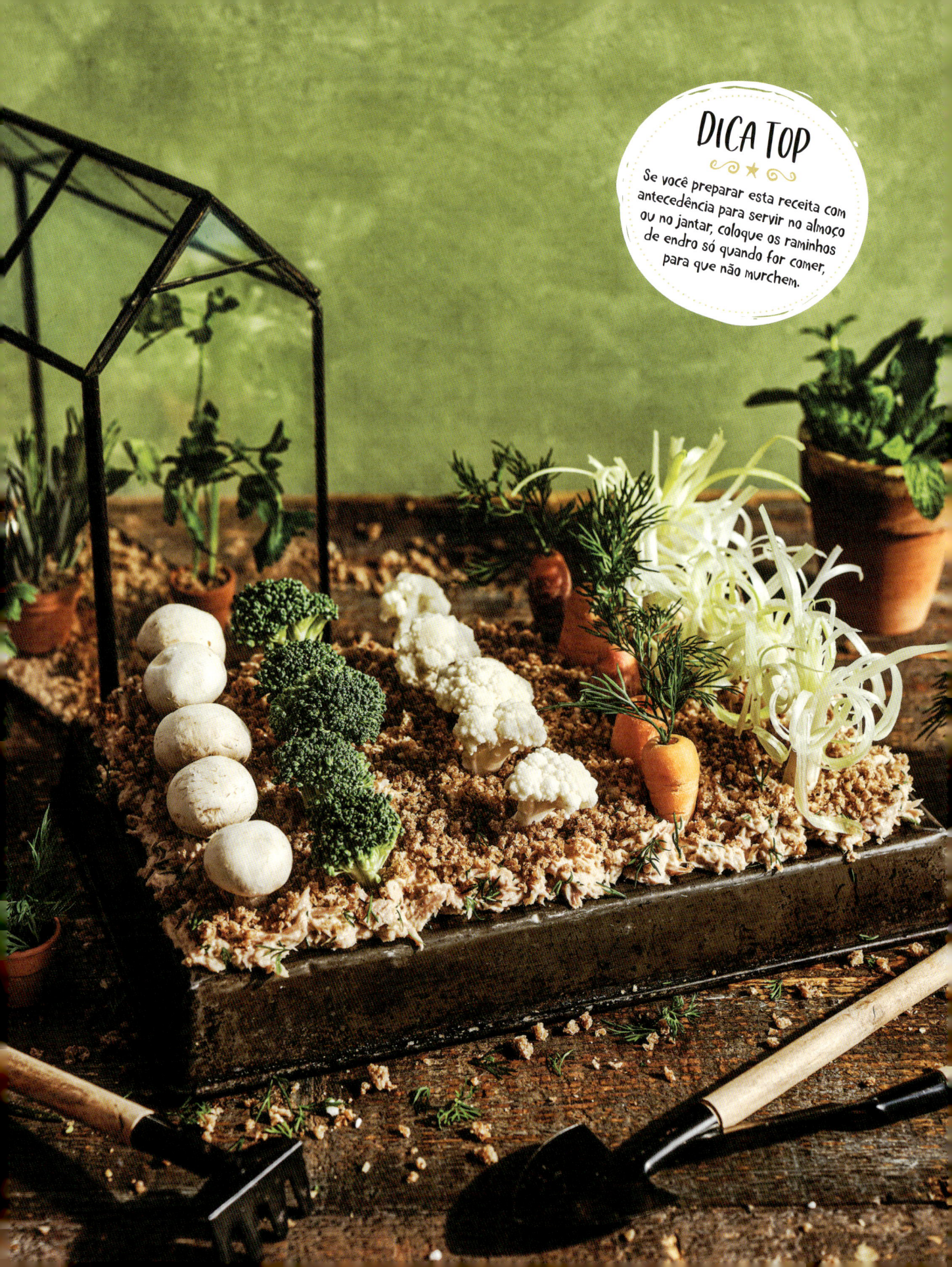

DICA TOP

Se você preparar esta receita com antecedência para servir no almoço ou no jantar, coloque os raminhos de endro só quando for comer, para que não murchem.

CANTEIRO DE HERBOLOGIA VIBRANTE E SALTITANTE DA PROFESSORA SPROUT

4 A 6 PORÇÕES · 30 MINUTOS

Crie sua própria versão deliciosa da sala de aula na estufa três, onde Harry e seus colegas assistem às divertidas aulas de Herbologia com a professora Pomona Sprout. Esta receita colorida fica melhor se for servida em um prato raso quadrado ou em uma tábua limpa. Muito saudável, é uma ótima maneira de deixar mais divertida a hora de comer hortaliças. Agradeça por não termos incluído nenhuma mandrágora gritante!

- 2 latas/400 g de atum escorrido
- ½ xícara/120 g de maionese
- 2 colheres de sopa de endro picado (opcional)
- 1 ½ xícara/140 g de migalhas de pão de centeio ou centeio integral

PARA O ACABAMENTO
- 5 cebolinhas
- 5-6 cenouras baby
- Raminhos de endro fresco
- 1 buquê grande de brócolis
- 1 buquê grande de couve-flor
- 6-8 champignons

EQUIPAMENTO ESPECIAL
Espeto pequeno de metal

1. Coloque o atum, a maionese e o endro, se for usar, em uma tigela e misture até incorporar bem. Vire a mistura sobre um prato raso ou tábua e espalhe uniformemente em um retângulo com medidas de 25 x 20 cm ou um tamanho semelhante que se ajuste à superfície. Polvilhe com as migalhas de pão.

2. Tire as raízes das cebolinhas e corte a parte mais clara até que meçam cerca de 6 cm. Use a ponta de uma faca afiada para fazer cortes finos de 2,5 cm nelas. Coloque em uma tigela com água gelada.

3. Corte uma pequena fatia da extremidade mais fina das cenouras para que fiquem em pé. Fure as pontas dos talos com o espeto, abrindo um buraco. Empurre o espeto até a outra extremidade para fazer um buraco. Enfie um pequeno raminho de endro em cada buraco. Arrume as cenouras numa fileira no prato.

4. Corte os buquês de brócolis e de couve-flor em pedaços bem menores. Escorra as cebolinhas. Arrume os legumes e os champignons em fileiras dos dois lados das cenouras.

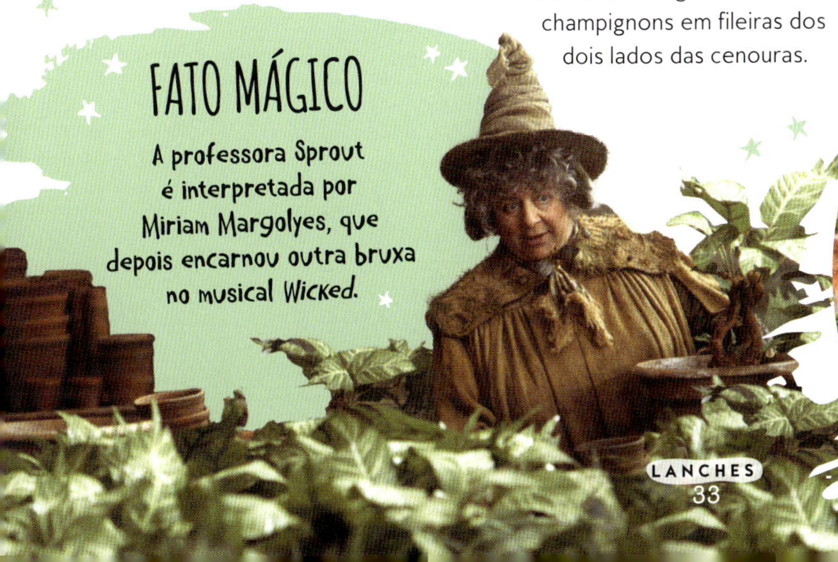

FATO MÁGICO

A professora Sprout é interpretada por Miriam Margolyes, que depois encarnou outra bruxa no musical *Wicked*.

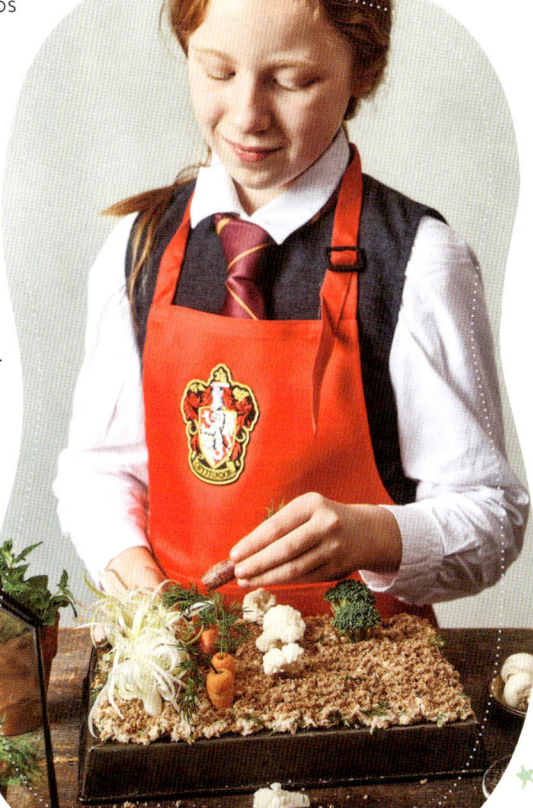

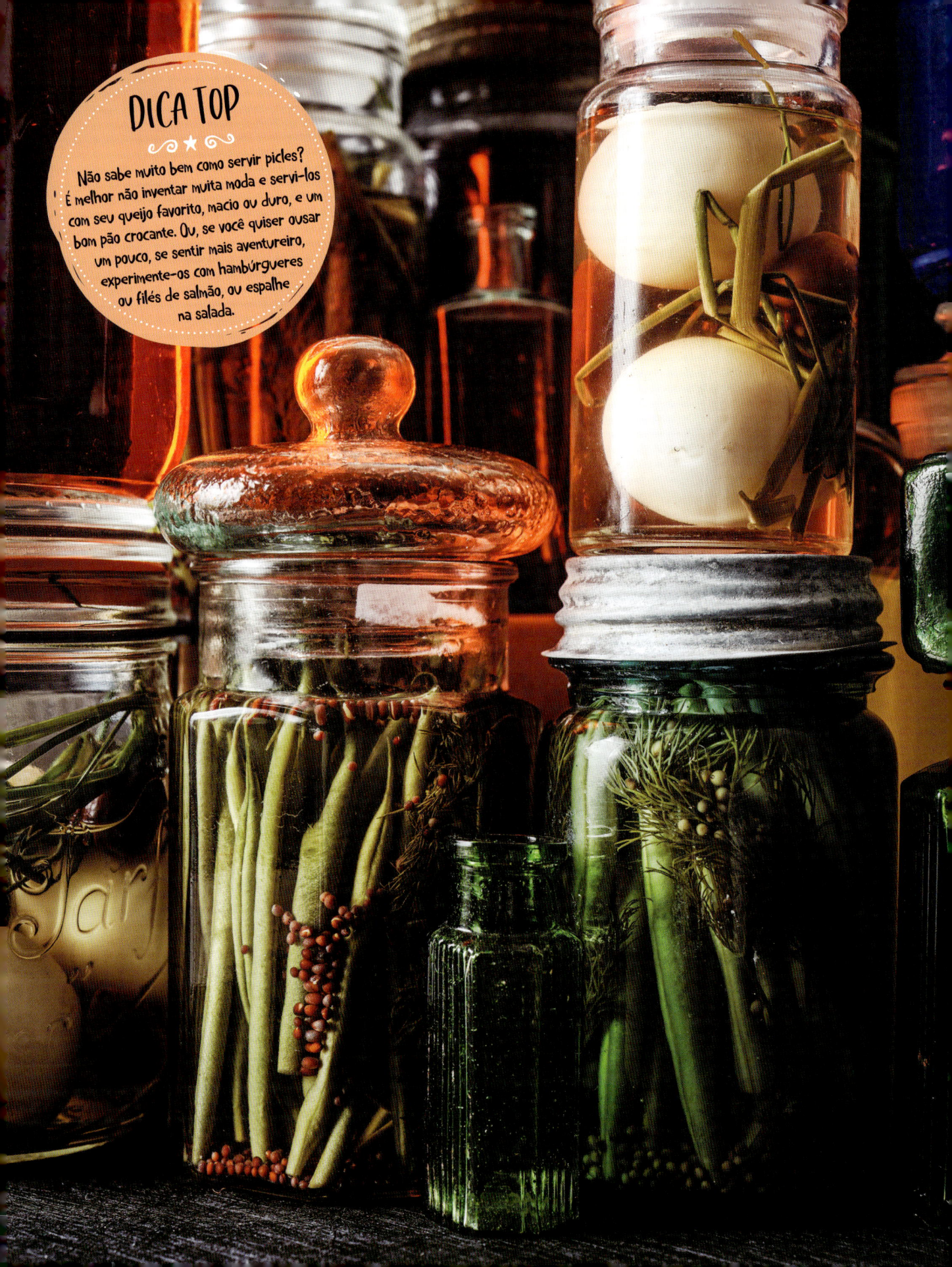

DICA TOP

Não sabe muito bem como servir picles? É melhor não inventar muita moda e servi-los com seu queijo favorito, macio ou duro, e um bom pão crocante. Ou, se você quiser ousar um pouco, se sentir mais aventureiro, experimente-os com hambúrgueres ou filés de salmão, ou espalhe na salada.

A Curiosa Culinária da Travessa do Tranco

6 PORÇÕES — **30 MINUTOS** — **5 MINUTOS**

Bem próxima do Beco Diagonal fica a Travessa do Tranco, um lugar suspeito frequentado por bruxos que se dedicam às artes das trevas. Você pode encontrar todo tipo de item sinistro à venda, como, por exemplo, repelentes para lesmas carnívoras e colares amaldiçoados. Caramba! Embora essas conservas adocicadas possam parecer algo que você veria na vitrine da Borgin & Burkes, elas são na verdade irresistíveis.

V VG SG

- 2 colheres de sopa de sementes de mostarda amarela ou preta
- 500 g de vagem com as pontas aparadas
- Raminhos de endro
- 2 xícaras/500 ml de vinagre de vinho branco
- ¾ xícara/150 g de açúcar granulado
- ½ xícara/120 ml de água

EQUIPAMENTO ESPECIAL
2 potes de conserva com tampa de rosca ou clip, cada um com capacidade para cerca de 2 ½ xícaras/600 ml

1. Aqueça uma panela pequena. Coloque as sementes de mostarda e aqueça-as brevemente até que elas comecem a estourar. Deixe esfriar.

2. Coloque a vagem e o endro nos potes de conserva de forma que o endro apareça nas laterais. Pode ficar mais fácil se o pote estiver de lado com um pano por baixo para não escorregar. Espalhe as sementes de mostarda gradualmente.

3. Coloque o vinagre, o açúcar e ½ xícara/120 ml de água na panela e aqueça em fogo baixo até que o açúcar se dissolva. Despeje nos potes até cobrir a vagem. Feche as tampas e guarde na geladeira por pelo menos 24 horas. Os potes podem ser conservados por até um mês.

POR QUE NÃO EXPERIMENTAR?

Se você gosta de picles adocicados, talvez queira preparar estes aqui também:

PEPINO EM CONSERVA

Use a receita acima, mas encha os potes com pepino fatiado no lugar da vagem. Você pode também adicionar algumas cebolas-roxas em fatias bem finas para dar sabor e tornar mais interessante a aparência dos potes.

VOCÊ SABIA?

Você também pode fazer conserva com ovos cozidos!

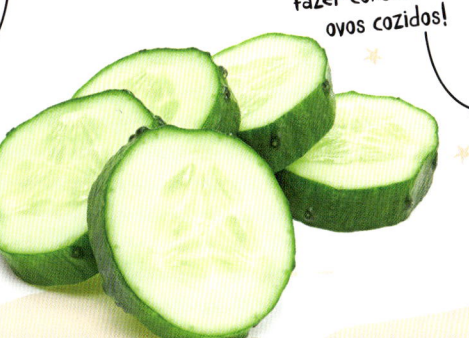

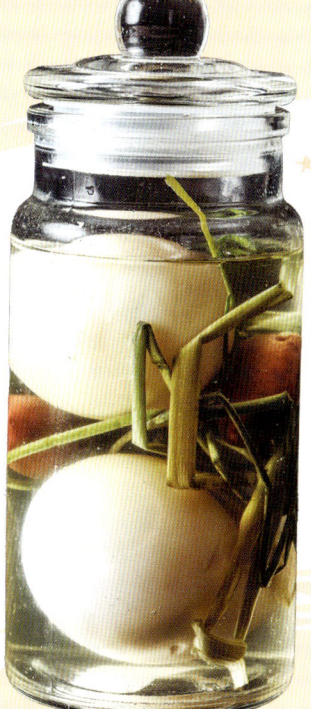

LANCHES

Pipoca Festiva de Hogsmeade

6 PORÇÕES · **10 MINUTOS** · **10 MINUTOS**

Se você quer entrar no clima natalino, Hogsmeade é o lugar perfeito. A única aldeia exclusivamente bruxa no Reino Unido cujas lojas e tavernas tortuosas em suas ruas ainda mais tortuosas ficam permanentemente cobertas de neve durante os meses de inverno e vendem todo tipo de alimento que deixa a população aquecida, como cerveja amanteigada. Esta pipoca com um toque diferente fará com que você se sinta alegre em pouco tempo, especialmente se for consumida enquanto assiste ao seu filme natalino favorito. E leva apenas alguns minutos para fazer!

SG

- 3 fatias finas de bacon picadas
- ½ xícara/60 g de queijo cheddar ou parmesão ralado fino
- 1 colher de sopa de óleo vegetal
- ¼ xícara/50 g de milho para pipoca
- Uma boa pitada de pimenta-do-reino (opcional)

EQUIPAMENTO ESPECIAL
Saco de papel ou plástico para alimentos

1. Frite o bacon em uma frigideira sem óleo por cerca de 8 minutos até ficar bem crocante. Deixe esfriar. Transfira para um saco de papel ou plástico e use um rolo de massa para esfarelar em pedaços bem pequenos. Misture com o queijo.

2. Aqueça ligeiramente o óleo em uma panela grande. Coloque o milho, cubra com uma tampa e sacuda a panela para que os grãos fiquem cobertos de óleo. Cozinhe até os grãos estourarem.

3. Quando os grãos tiverem praticamente parado de estourar, retire a panela do fogo e deixe descansar por 2 minutos até que o estouro pare completamente. Polvilhe com bacon, queijo e um pouco de pimenta-do-reino, se quiser. Mexa levemente para misturar e servir.

EXPERIMENTE ESTES OUTROS SABORES MÁGICOS

- Use queijos diferentes, como Halloumi, Gruyère ralado fino ou feta esfarelado.
- **V** Para uma variação vegetariana, substitua o bacon por um punhado de ervas picadas, como cebolinha, coentro ou tomilho.
- Regue com chocolate ao leite derretido ou chocolate branco.
- Simplesmente polvilhe com sal ou açúcar.

FATO MÁGICO

A passagem da bruxa de um olho só é um dos sete túneis secretos dentro e ao redor de Hogwarts. Ele é especialmente útil, pois leva diretamente ao porão da loja de doces Dedosdemel, em Hogsmeade.

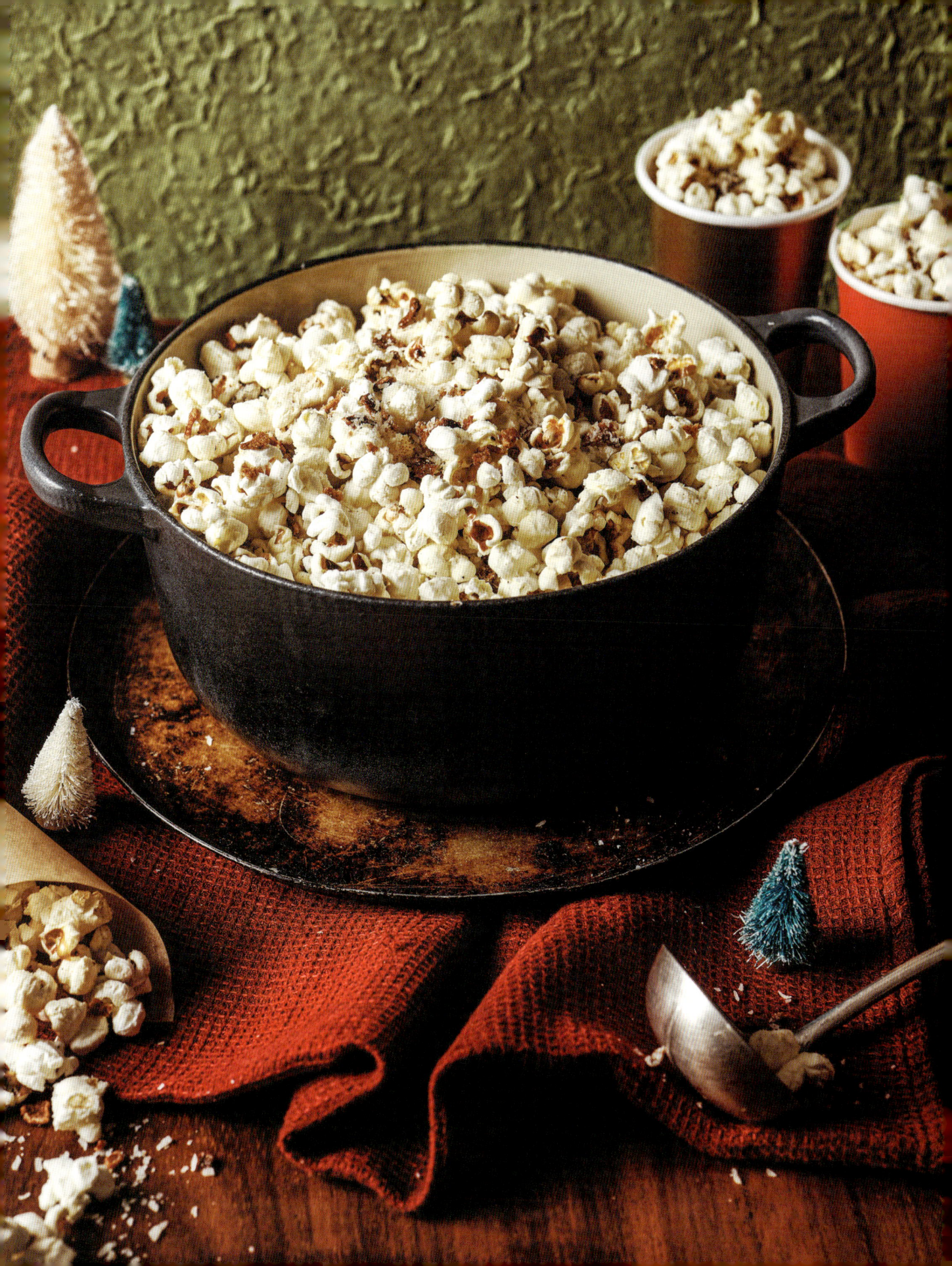

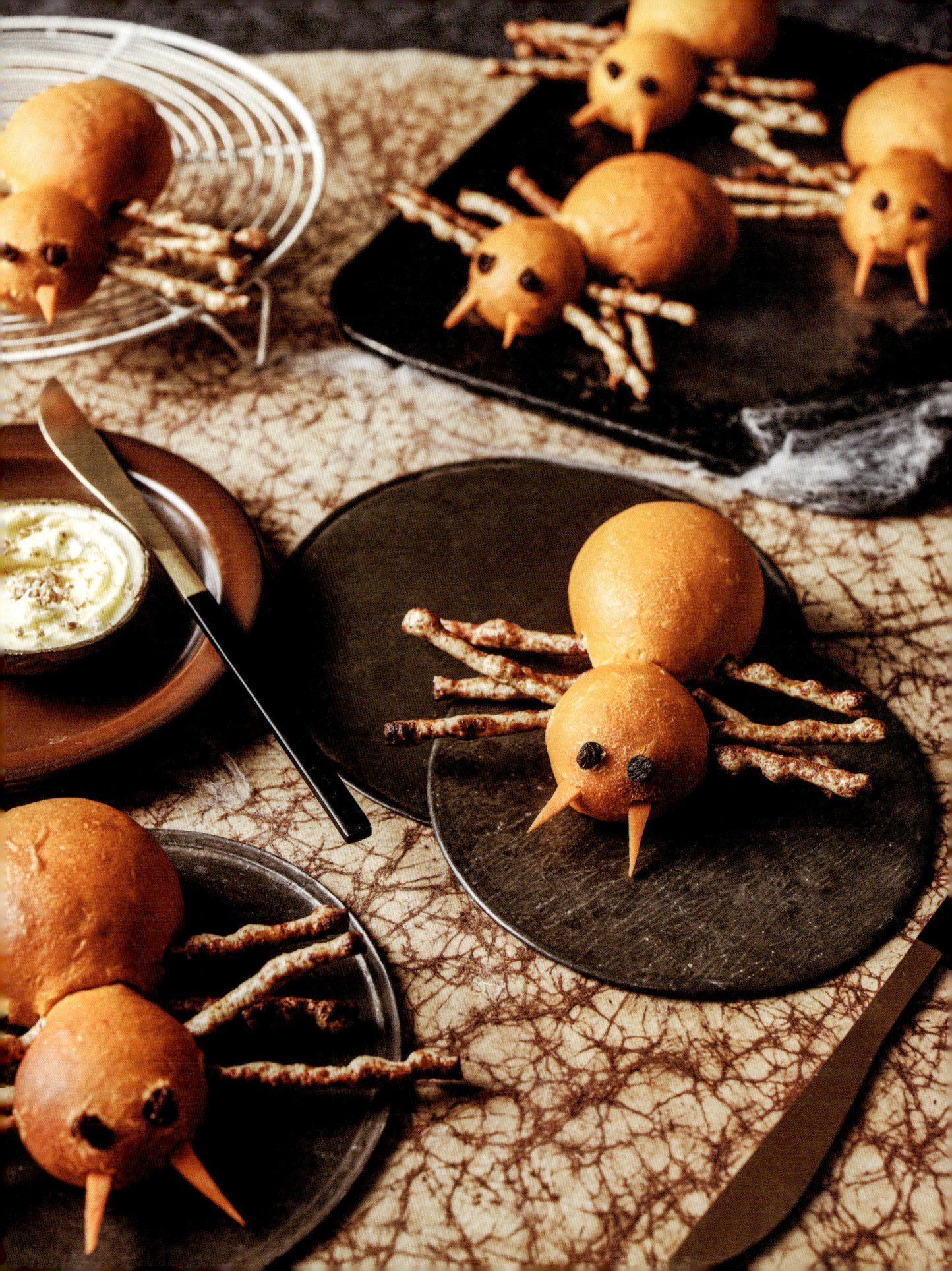

BOLINHAS DE MASSA DOS FILHOS DE ARAGOGUE

6 UNIDADES · **45 MINUTOS MAIS TEMPO DE DESCANSO DA MASSA** · **10-12 MINUTOS**

Até os cozinheiros mais jovens da sua casa podem se divertir montando estas pequenas guloseimas com formato de aranha. São moldadas para se parecerem com os muitos (e famintos) filhos de Aragogue – a enorme acromântula de oito patas que vive na Floresta Proibida e que considera todos os humanos presas, à exceção de Hagrid. As passas, úmidas e fartas, acrescentam uma explosão de sabor frutado nestas deliciosas bolinhas, que com certeza vão fazer você cair na teia.

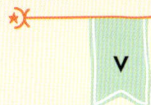

PARA A MASSA
- 2 xícaras/250 g de farinha para fazer pão
- 4 colheres de sopa de queijo parmesão ralado fino
- 1 colher de chá de fermento seco
- ½ colher de chá de sal
- 2 colheres de sopa de extrato de tomate
- 2 colheres de sopa de azeite
- ½ xícara/120 ml de água morna

PARA O ACABAMENTO
- 1 cenoura
- Passas
- 1 saco grande de palitos de pretzel

FATO MÁGICO
O intérprete de Harry Potter, Daniel Radcliffe, admite ter ficado "genuinamente apavorado" na primeira vez que viu um modelo em escala real de Aragogue. Nós não o culpamos – o antigo animal de estimação de Hagrid é do tamanho de um pequeno elefante, com cada uma de suas oito patas medindo quase 6 m de comprimento.

1. Para fazer a massa, coloque em uma tigela a farinha, o parmesão, o fermento, o sal, o extrato de tomate e o azeite. Adicione ½ xícara/120 ml de água morna e misture bem com uma espátula de ponta arredondada até formar uma massa. (Adicione um pouco mais de água se a massa estiver seca e quebradiça.) Despeje sobre uma superfície enfarinhada e sove por 10 minutos até que a massa fique completamente lisa e elástica. Coloque em uma tigela levemente untada com óleo, cubra com papel-filme e deixe em local aquecido por cerca de uma hora ou até a massa dobrar de tamanho.

2. Forre uma assadeira com papel-manteiga. Soque a massa até desinchar e vire-a sobre uma superfície enfarinhada. Divida em seis pedaços de tamanhos iguais.

3. Preaqueça o forno a 200º C. Pegue um pedaço de massa e corte um terço. Forme bolas e coloque-as lado a lado na assadeira. O pedaço menor de massa formará a cabeça da aranha. Faça mais cinco formas de aranha da mesma maneira usando a massa restante. Sem pressionar, cubra com papel-filme e deixe em local aquecido por 20 minutos.

4. Retire o papel-filme e leve a massa ao forno. Asse por 10-12 minutos até crescer. As bolas de massa devem soar ocas quando se bate na parte inferior. Transfira para uma grade e deixe resfriar.

5. Corte uma fatia fina e longitudinal da cenoura. Corte pedaços finos e pontiagudos da fatia para fazer as presas. Selecione vários palitos de pretzel de tamanhos iguais, cada um com cerca de 6 cm de comprimento. Se necessário, quebre para reduzi-los de tamanho.

6. Usando a ponta de uma faca afiada, faça pequenos cortes na frente de um dos assados e coloque algumas passas nas fendas dos olhos. Faça mais cortes e prenda as presas de cenoura. Faça quatro fendas em cada lado e coloque os palitos de pretzel no lugar. Monte as aranhas restantes da mesma maneira.

LANCHES

Espada de Kebab de Sir Cadogan

4 UNIDADES · **20 MINUTOS** · **6-8 MINUTOS**

Iguaria perfeita para ser apreciada depois do jantar, estes saborosos espetinhos de frutas são inspirados na espada de Sir Cadogan, o bruxo e cavaleiro escandalosamente corajoso que reside em um retrato no final do corredor de Adivinhação, em Hogwarts (quando ele não está guardando a Sala Comunal da Grifinória ou ausente, em uma de suas missões malucas). Coloridos, divertidos e fáceis de montar, podem ser consumidos puros ou com bolas de sorvete de baunilha macio e cremoso.

V · **SG**

1 fatia grossa de um abacaxi grande
2 kiwis
½ manga pequena
1 banana
4 uvas verdes grandes
4 uvas pretas ou vermelhas pequenas
4 morangos grandes e 4 pequenos
3-4 colheres de sopa de calda de caramelo pronta

EQUIPAMENTO ESPECIAL
4 espetos (madeira ou metal)
Pincel de cozinha
Grelha (opcional)

1 Corte quatro retângulos de 6 x 1 cm do abacaxi e enfie nos espetos até cerca de 7,5 cm das pontas. Corte quatro cubos grossos dos kiwis e da manga e quatro fatias grossas da banana.

2 Enfie todas as frutas nos espetos, com as frutas menores, como uvas e morangos pequenos, mais próximas das pontas.

3 Coloque a calda de caramelo em uma tigela pequena e leve ao micro-ondas por alguns segundos. Coloque os kebabs em uma assadeira forrada com papel-alumínio, se estiver usando uma grelha comum, e preaqueça a grelha. Alternativamente, preaqueça uma frigideira estriada.

4 Pincele os kebabs com metade da calda de caramelo e cozinhe por 6-8 minutos, virando uma vez e pincelando com a calda restante.

> "Quem são esses vilões que invadem as minhas terras? Quem se atreve a desafiar Sir Cadogan?"
>
> — SIR CADOGAN
> *Harry Potter e o Prisioneiro de Azkaban*

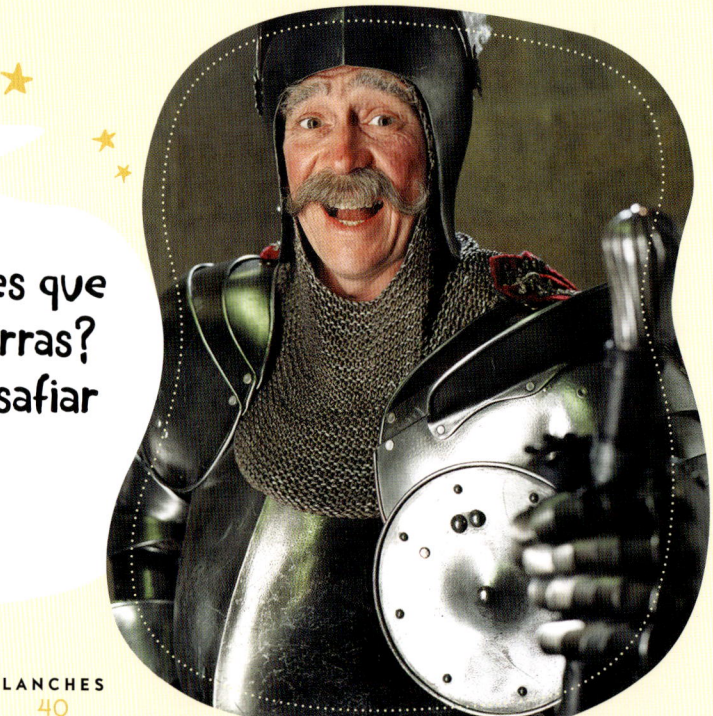

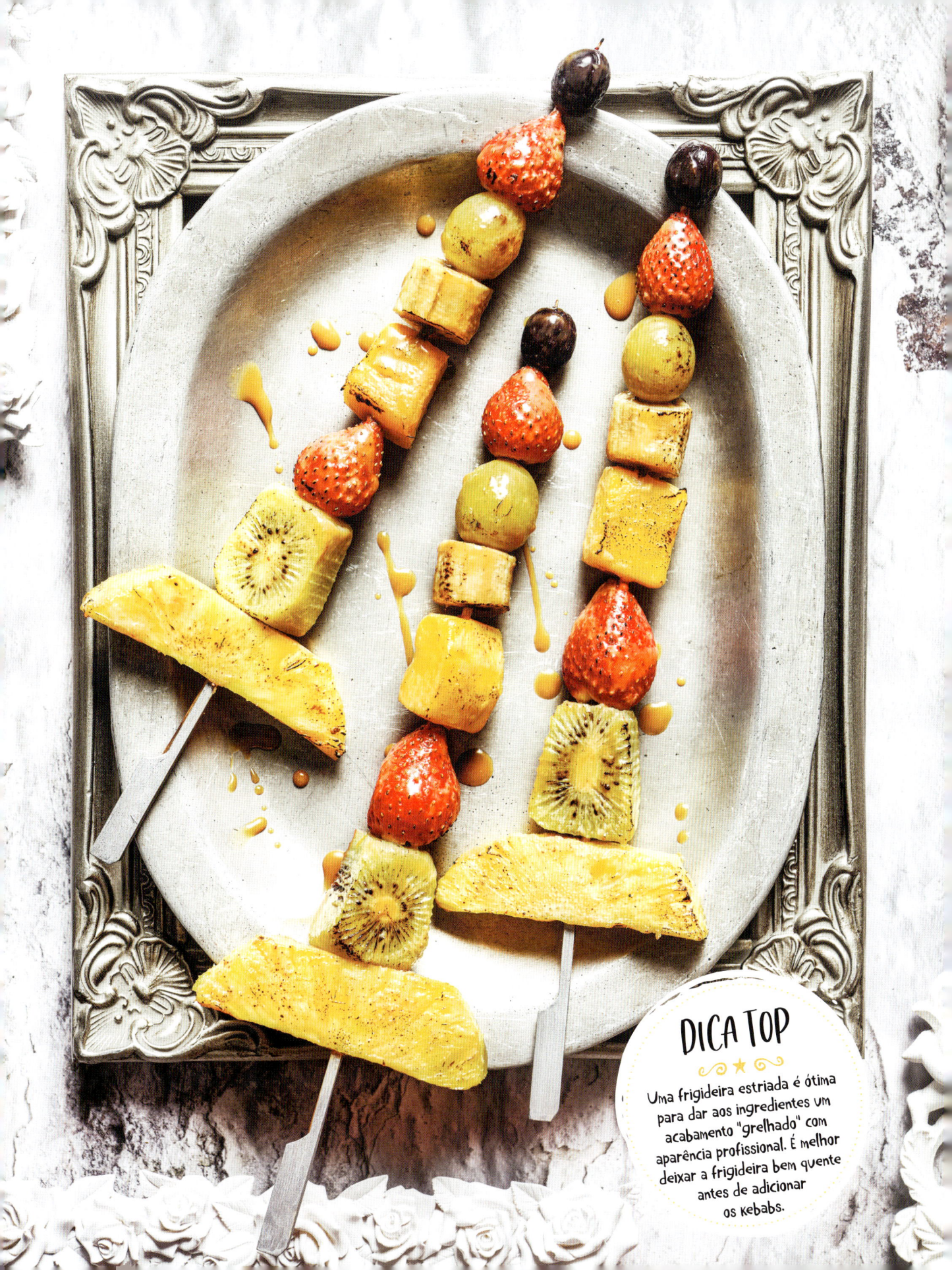

DICA TOP

Uma frigideira estriada é ótima para dar aos ingredientes um acabamento "grelhado" com aparência profissional. É melhor deixar a frigideira bem quente antes de adicionar os kebabs.

Pomos de Ouro de Amendoim

12 UNIDADES • **30 MINUTOS** • **3-5 MINUTOS**

Direcione o seu apanhador interior e pegue o pomo de ouro repetidas vezes com esta receita divertida e nutritiva. Você provavelmente não tem uma Nimbus 2000 ou uma Firebolt por aí, por isso vai precisar mesmo de um garfo ou dos dedos. Com um corpo formado por amendoim e pimenta e pão torrado no lugar das asas, estas bolinhas de fogo farão você vibrar ruidosamente – assim como fazem os barulhentos alunos da Grifinória em um jogo de quadribol, enquanto Harry persegue o pomo.

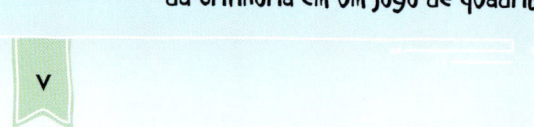

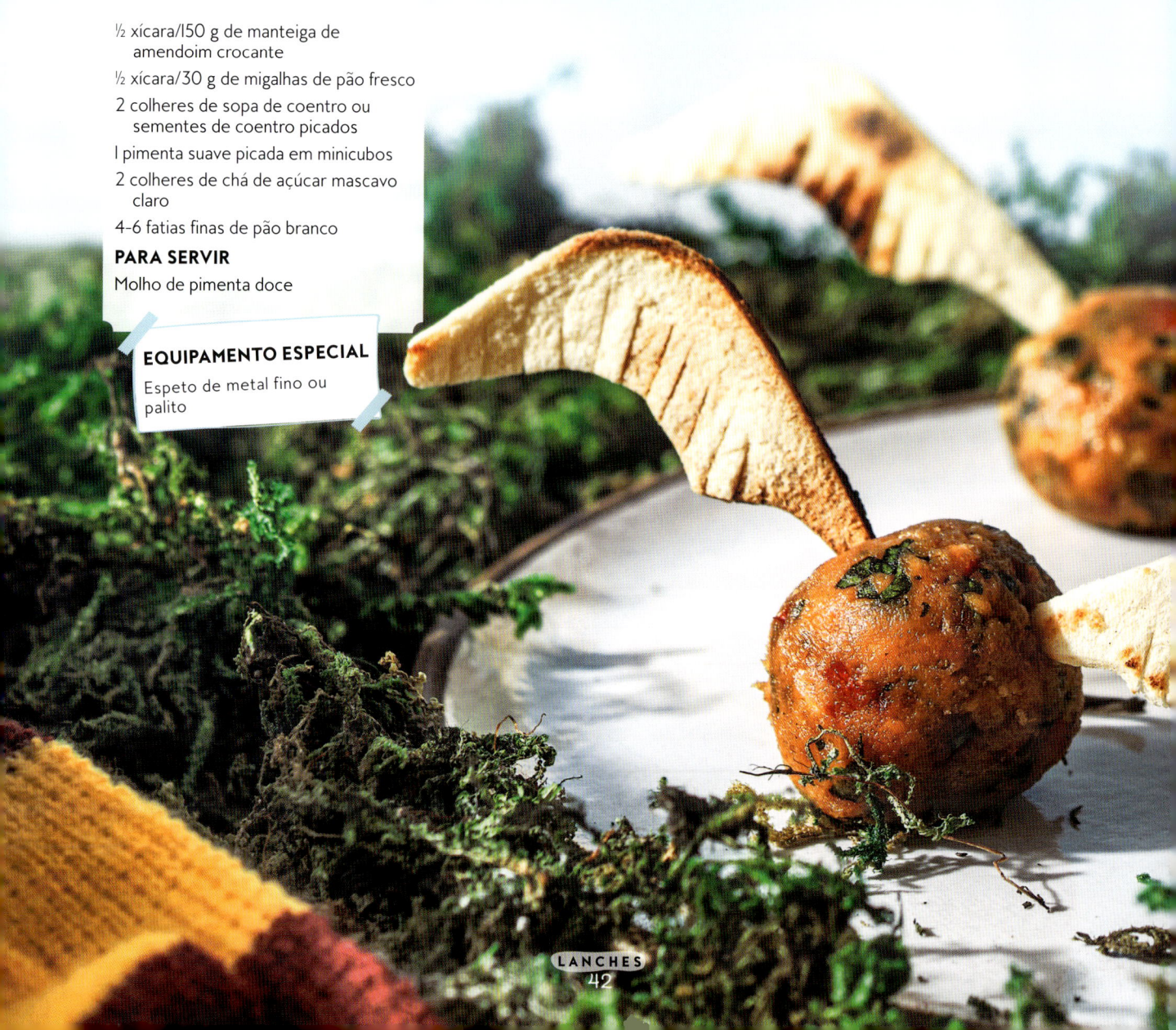

V

- ½ xícara/150 g de manteiga de amendoim crocante
- ½ xícara/30 g de migalhas de pão fresco
- 2 colheres de sopa de coentro ou sementes de coentro picados
- 1 pimenta suave picada em minicubos
- 2 colheres de chá de açúcar mascavo claro
- 4-6 fatias finas de pão branco

PARA SERVIR
Molho de pimenta doce

EQUIPAMENTO ESPECIAL
Espeto de metal fino ou palito

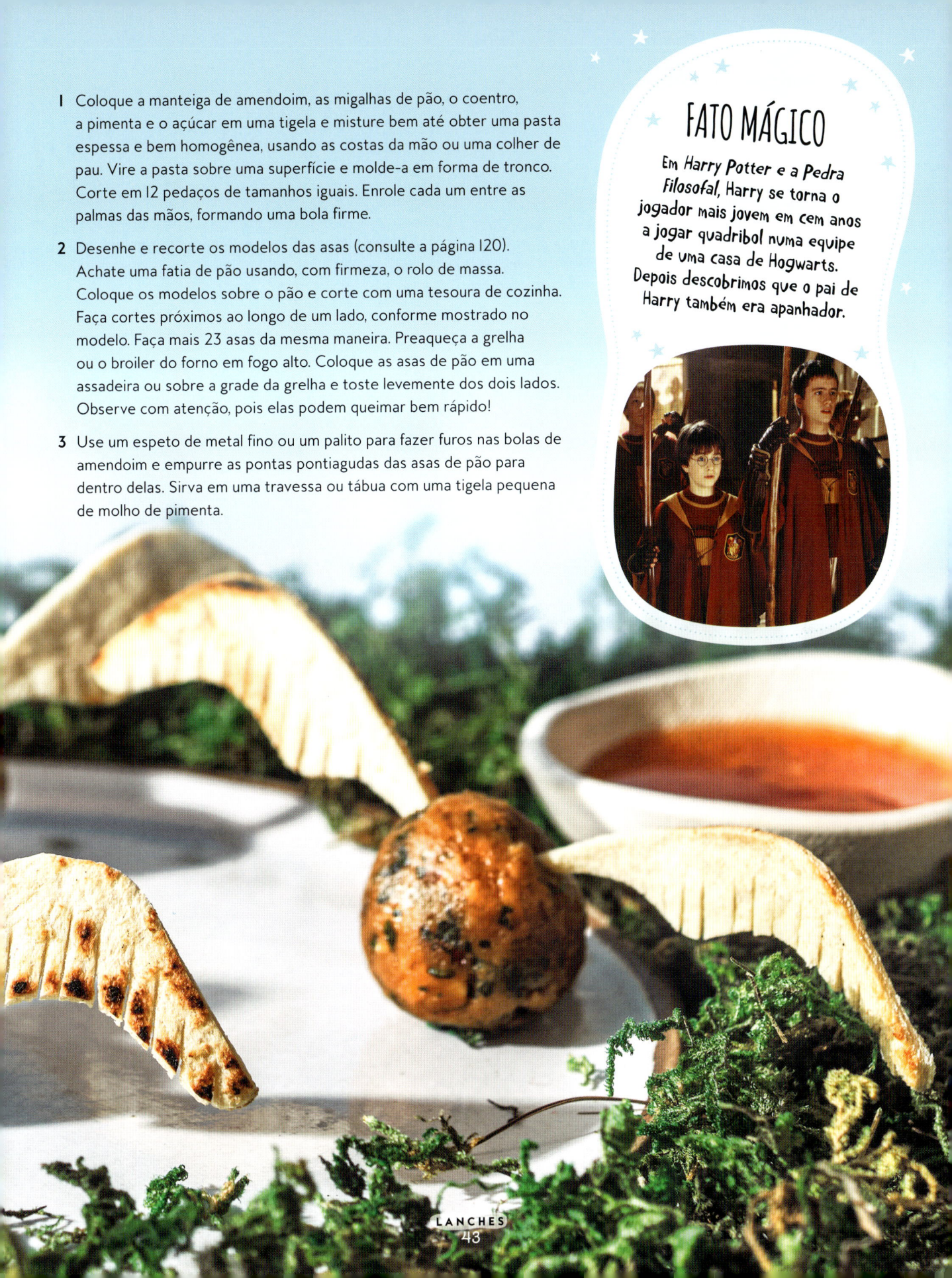

1. Coloque a manteiga de amendoim, as migalhas de pão, o coentro, a pimenta e o açúcar em uma tigela e misture bem até obter uma pasta espessa e bem homogênea, usando as costas da mão ou uma colher de pau. Vire a pasta sobre uma superfície e molde-a em forma de tronco. Corte em 12 pedaços de tamanhos iguais. Enrole cada um entre as palmas das mãos, formando uma bola firme.

2. Desenhe e recorte os modelos das asas (consulte a página 120). Achate uma fatia de pão usando, com firmeza, o rolo de massa. Coloque os modelos sobre o pão e corte com uma tesoura de cozinha. Faça cortes próximos ao longo de um lado, conforme mostrado no modelo. Faça mais 23 asas da mesma maneira. Preaqueça a grelha ou o broiler do forno em fogo alto. Coloque as asas de pão em uma assadeira ou sobre a grade da grelha e toste levemente dos dois lados. Observe com atenção, pois elas podem queimar bem rápido!

3. Use um espeto de metal fino ou um palito para fazer furos nas bolas de amendoim e empurre as pontas pontiagudas das asas de pão para dentro delas. Sirva em uma travessa ou tábua com uma tigela pequena de molho de pimenta.

FATO MÁGICO

Em *Harry Potter e a Pedra Filosofal*, Harry se torna o jogador mais jovem em cem anos a jogar quadribol numa equipe de uma casa de Hogwarts. Depois descobrimos que o pai de Harry também era apanhador.

ACCIO

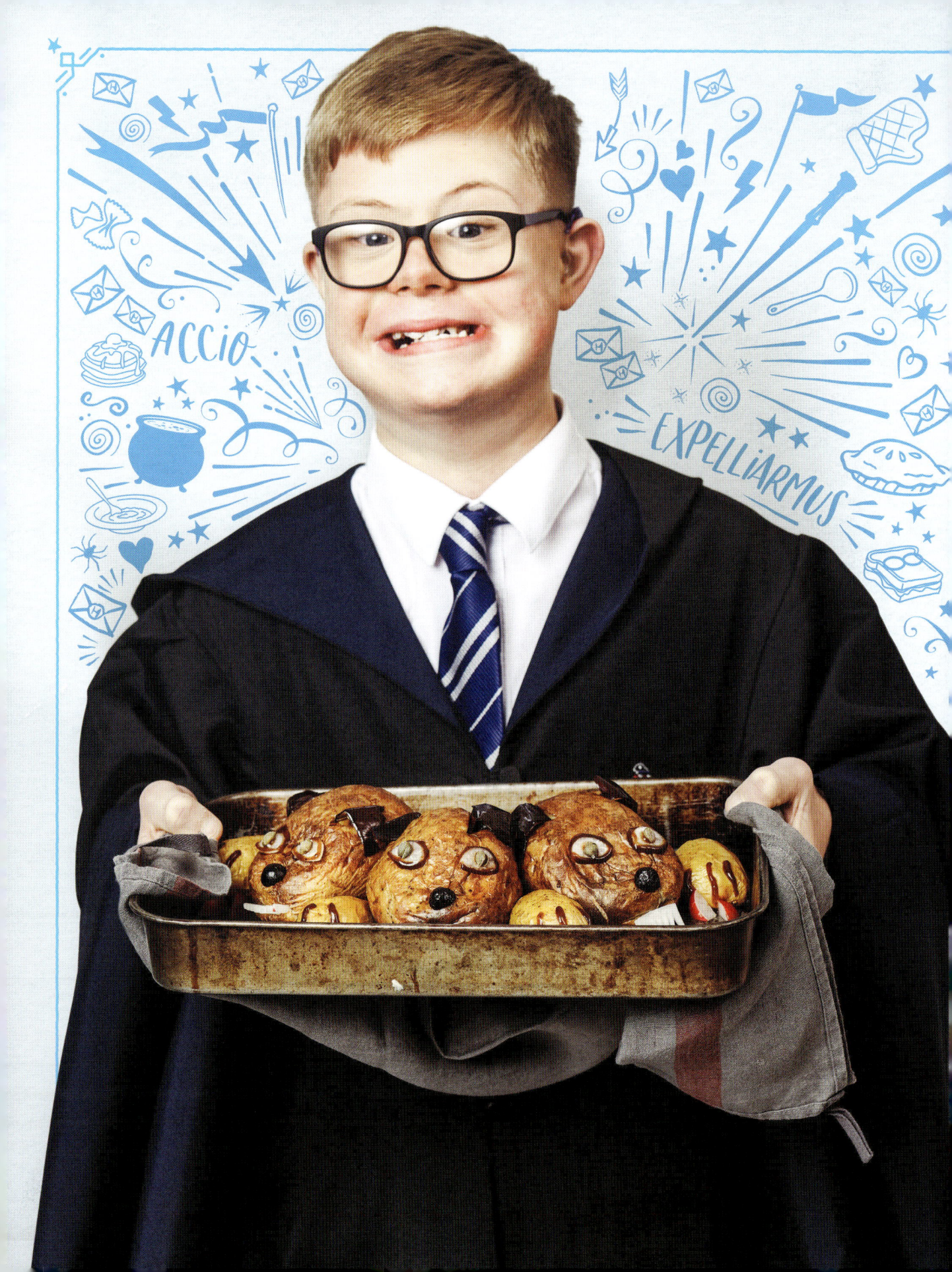

EXPELLIARMUS

REFEIÇÕES

"Nos velhos tempos, eu costumava organizar jantares ocasionais. Selecionar um ou dois alunos. Você estaria disposto?"

— Professor Slughorn —

Procurando inspiração para as refeições?
De ensopados opulentos a ovos escoceses
em uma versão vegetariana, esta seção
está repleta de receitas que vão deixar
você com água na boca.

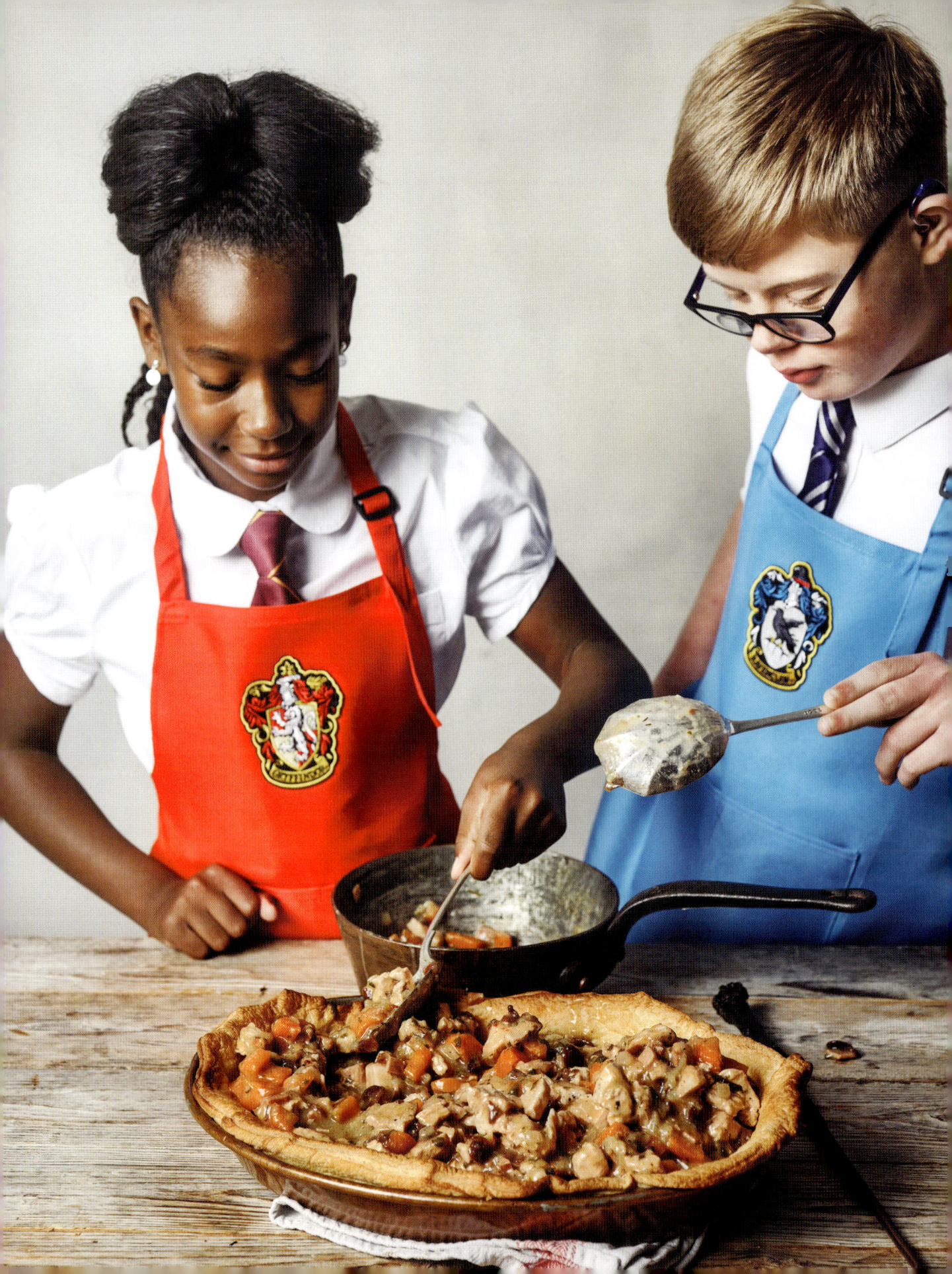

Torta Digna dos Weasley

8 PORÇÕES | **1-1½ HORA MAIS TEMPO DE RESFRIAMENTO** | **CERCA DE 2 HORAS**

Se há uma coisa que a ruiva família Weasley ama quase tanto quanto seus integrantes, é comida – e esta deliciosa torta de carne e vegetais faria, com toda certeza, um grande sucesso na Toca. Além de ser grande o suficiente para alimentar uma família de sete pessoas (ou de nove, se Carlinhos e Gui estiverem visitando), ela é supersaborosa e, o melhor de tudo, pode ser preparada com antecedência. Basta colocar no forno na hora de servir.

PARA O RECHEIO

- 4 xícaras/1 kg de peito ou coxa de peru, ou uma mistura de ambos
- Uma boa pitada de sal
- Uma boa pitada de pimenta-do-reino
- 55 g de manteiga
- 3 cebolas picadas
- 3 cenouras grandes cortadas em cubos
- 4 colheres de sopa de farinha de trigo tradicional
- 2½ xícaras/600 ml de caldo de galinha
- 1 xícara/150 g de presunto picado
- ¾ xícara/75 g de cranberries secos
- 2 colheres de chá de tomilho seco
- Salsa picada

PARA O ACABAMENTO

- 1 kg de massa folhada
- Ovo batido para glacear

EQUIPAMENTO ESPECIAL

Travessa de torta grande e rasa
Bolinhas de cerâmica para culinária ou feijão cru (ver Dica Top)

1. Para fazer o recheio, coloque o peru em uma tigela e tempere com sal e pimenta. Use as mãos ou uma colher de pau. Derreta metade da manteiga em uma panela grande e frite metade da carne por 5 minutos até ficar levemente dourada. Reserve em um prato, acrescente o peru restante e frite até dourar. Adicione ao prato.

2. Derreta a manteiga restante e frite as cebolas e as cenouras por 5 minutos. Devolva o peru para a panela e polvilhe com farinha. Cozinhe, mexendo com uma colher de pau, por 3 minutos. Adicione o caldo, o presunto, os cranberries, o tomilho e a salsa e deixe ferver. Cubra com uma tampa e cozinhe em fogo baixo por 30 minutos. Deixe esfriar.

3. Preaqueça o forno a 200° C. Abra metade da massa sobre uma superfície levemente enfarinhada até que fique grande o suficiente para caber na forma de torta e cobrir as bordas sem esticar demais. Ajuste para caber na travessa e apare as sobras com uma tesoura de cozinha. Não precisa ficar certinho – pense na ocupada Sra. Weasley! Separe as aparas.

4. Fure toda a base da massa com um garfo, cerca de 20 vezes. Pressione uma folha de papel-manteiga na travessa e recheie com bolinhas de cerâmica para culinária. Isso impedirá que a massa cresça e encolha nas laterais à medida que cozinha. Asse por 25 minutos. Retire do forno, tire as bolinhas e o papel-manteiga e leve a torta ao forno por mais 5 minutos.

Continua na página 48

DICA TOP

As bolinhas de cerâmica para culinária, condutoras de calor, encontram-se disponíveis em lojas de utensílios de cozinha. Como alternativa, você pode usar qualquer feijão cru, como feijão-marinho ou feijão-vermelho – lembre-se, depois de usá-los como peso no forno, eles não serão mais comestíveis. Coloque-os em um recipiente rotulado e guarde-os para a próxima vez que fizer uma torta.

VOCÊ SABIA?

Assar uma massa de torta com bolinhas de cerâmica é um procedimento conhecido como "assar às cegas". É usado quando a base da torta precisa ser cozida primeiro e em separado, sem o recheio, para garantir um cozimento uniforme. Também é utilizado em receitas onde o recheio não é cozido.

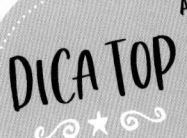

REFEIÇÕES

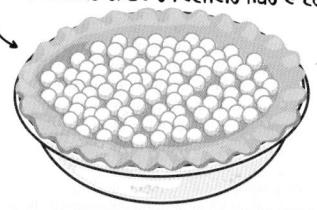

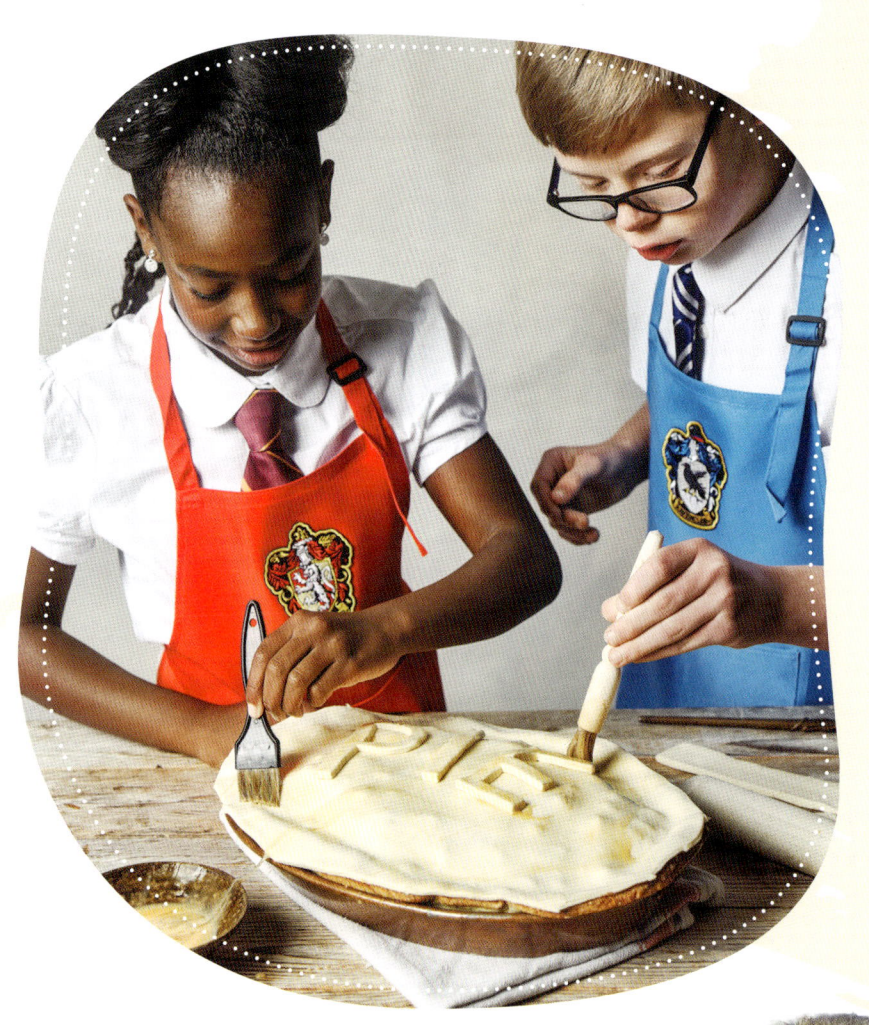

5 Depois de retirar a base da massa do forno, coloque o recheio. Pincele as bordas da massa com ovo batido. Separe um quarto da outra metade da massa, então abra o restante até ficar grande o suficiente para cobrir completamente a torta. Estenda sobre o recheio e pressione a borda com os dedos para juntar com a base da massa. Apare as bordas salientes com uma tesoura de cozinha e pincele a massa com mais ovo batido.

6 Abra o pedaço separado da massa e as aparas. Recorte letras grandes para formar a palavra "TORTA". Posicione sobre a massa. Usando a ponta de uma faca afiada, faça cruzes profundas em toda a superfície da torta. Use as aparas para cortar uma série de quadrados e retângulos irregulares. Arrume-os ao redor das bordas da torta. Pincele as decorações com ovo batido e leve ao forno a torta por 45 minutos até dourar.

"Harry! Graças a Deus você está bem. Um tanto abatido, mas temo que o jantar tenha que esperar o fim da reunião. Não há tempo para explicar. Suba a escada, primeira porta à esquerda..."

— Sra. Weasley
Harry Potter e a Ordem da Fênix

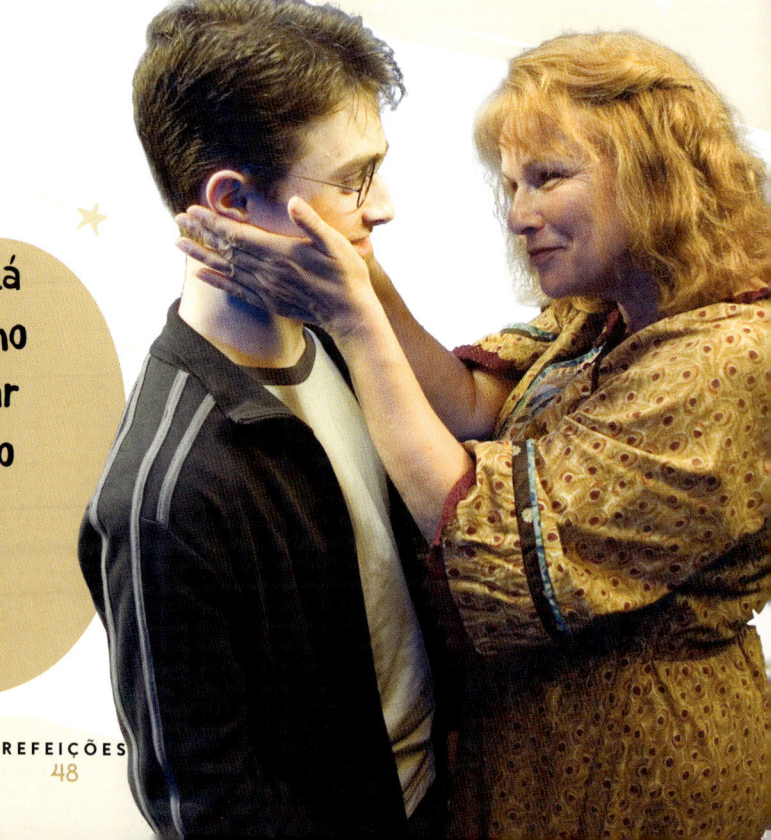

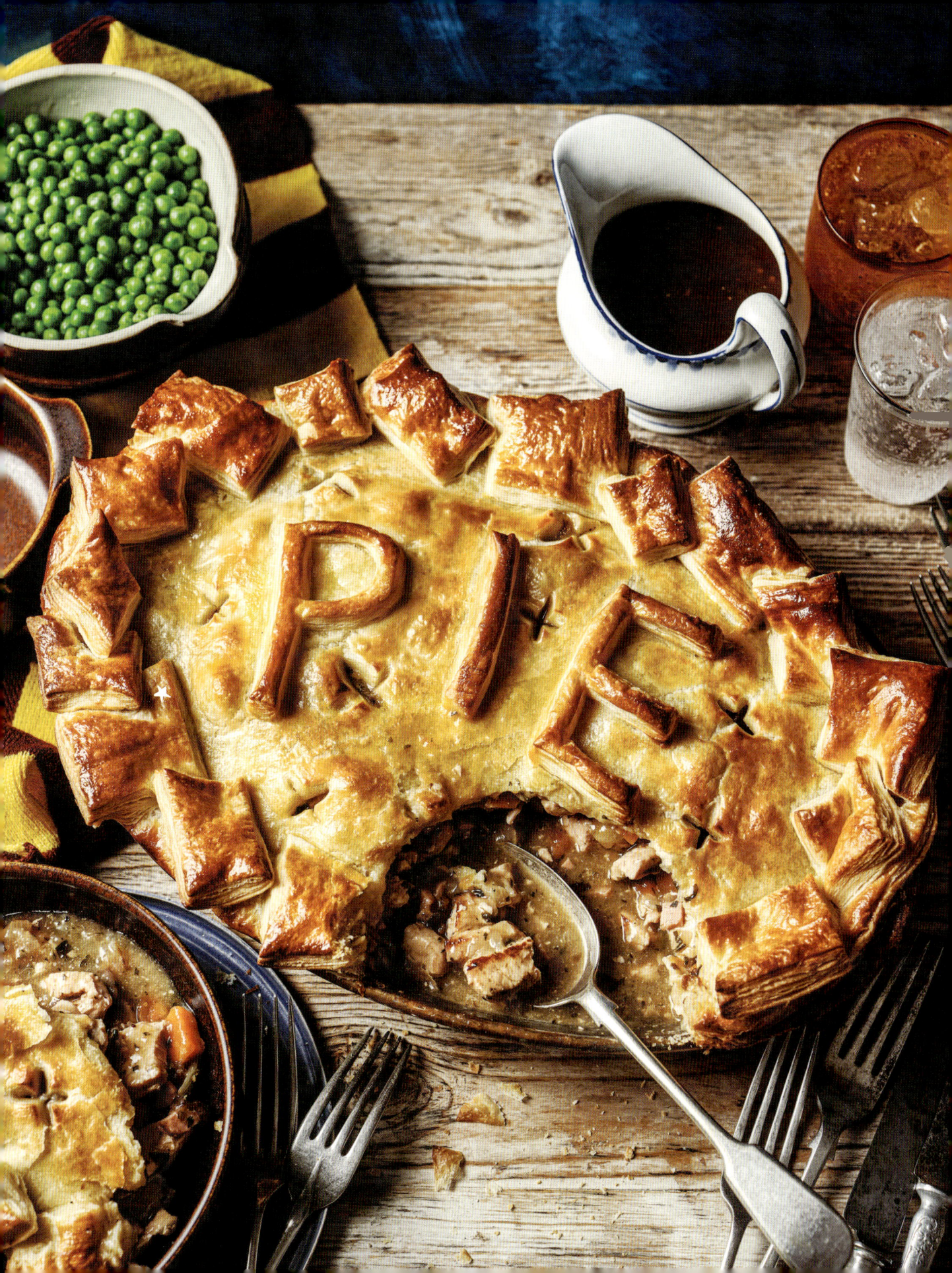

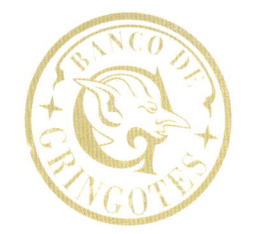

BARRAS DE OURO RELUZENTES DE GRINGOTES

4 PORÇÕES • 20 MINUTOS • 5-10 MINUTOS

Único banco bruxo do Reino Unido, Gringotes é protegido por feitiços, encantamentos e até dragões. "É o lugar mais seguro do mundo, com exceção de Hogwarts, talvez", diz Hagrid a Harry em *Harry Potter e a Pedra Filosofal*. Você vai precisar instituir níveis de segurança semelhantes para manter sua família e amigos longe destas preciosas barras de ouro, que, na verdade, são saborosíssimas iscas de peixe. Sirva com o molho dourado, doce e picante, para dar um toque especial!

PARA O MOLHO

- 1 colher de chá de cúrcuma moída
- 1 colher de sopa de água quente
- ¼ xícara/60 g de maionese
- ¼ xícara/60 g de iogurte grego
- 2 cebolinhas picadas
- 1 colher de sopa de chutney de manga

PARA O PEIXE

- 450 g de bacalhau sem pele ou filé de hadoque
- 2 colheres de sopa de farinha de trigo tradicional
- 1 ovo batido
- 1 xícara/100 g de farinha de rosca ou pão ralado
- Óleo vegetal para fritar

1. Misture a cúrcuma com 1 colher de sopa de água quente em uma tigela pequena. Junte a maionese, o iogurte, a cebolinha e o chutney de manga e separe para o molho.

2. Corte o peixe em tiras de 1 cm de largura tão uniformes quanto possível. Polvilhe a farinha de trigo num prato e tempere com um pouco de sal e pimenta. Bata o ovo em outro prato e espalhe a farinha de rosca em um terceiro.

3. Passe o peixe na farinha (temperada com sal e pimenta) até ficar ligeiramente revestido. Pegue alguns pedaços de cada vez e mergulhe-os primeiro no ovo para revestir e depois na farinha de rosca, virando-os até ficarem completamente empanados. Repita com os pedaços de peixe restantes.

4. Aqueça uma fina camada de óleo em uma frigideira e frite metade das tiras de peixe por 1 a 2 minutos de cada lado até dourar. Coloque-as em um prato forrado com papel-toalha enquanto frita o restante da mesma maneira. Empilhe as tiras de peixe em um prato e sirva com o molho.

LANCHE OU JANTAR?

Estes saborosos petiscos salgados podem ser servidos como lanche dessa forma. Mas, para uma refeição mais farta, experimente-os com batatas fritas e uma salada de folhas.

FATO MÁGICO

O belo saguão bancário de Gringotes foi projetado não apenas para parecer impressionante, mas também para fazer com que os duendes que ali trabalham parecessem menores, com imponentes colunas de mármore e mesas elevadas.

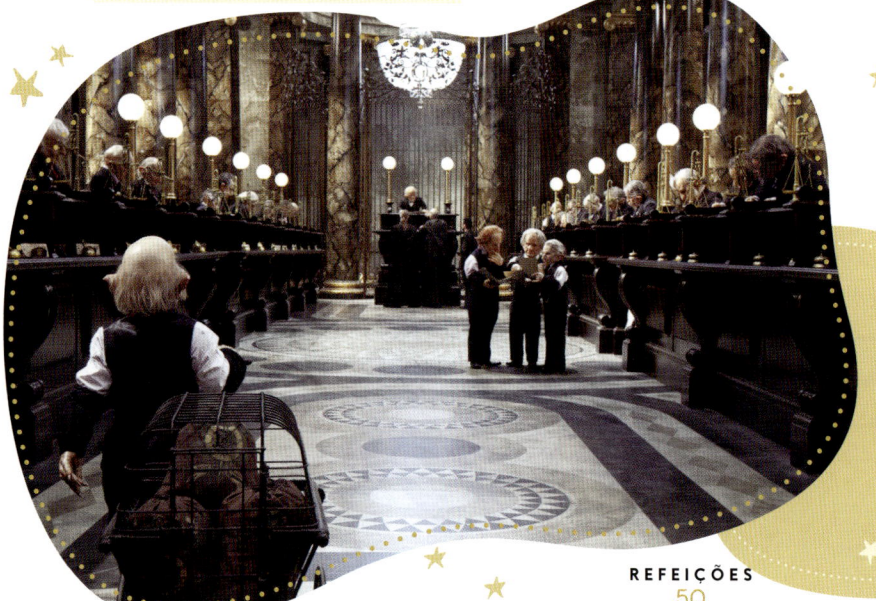

REFEIÇÕES

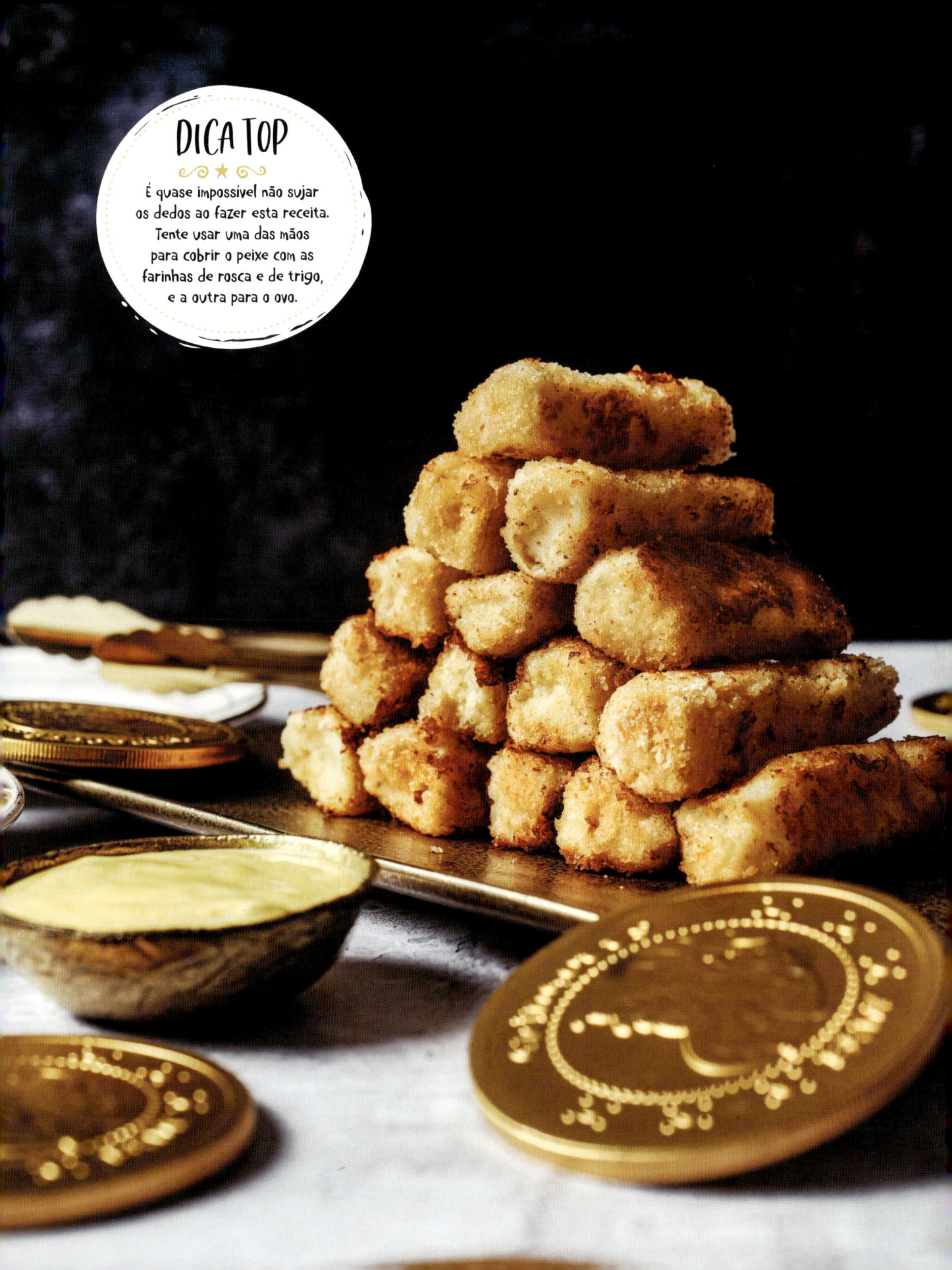

DICA TOP

É quase impossível não sujar os dedos ao fazer esta receita. Tente usar uma das mãos para cobrir o peixe com as farinhas de rosca e de trigo, e a outra para o ovo.

PRATO DA FESTA DE BOAS-VINDAS

6 PORÇÕES | **1-1½ HORA MAIS TEMPO DE DESCANSO DA MASSA** | **50 MINUTOS**

Aos onze anos, Harry Potter mal consegue acreditar no que vê quando participa do seu primeiro banquete de volta às aulas. As quatro mesas das casas no Salão Principal estão repletas de comida, desde pratos transbordando de coxinhas de frango, batatas fritas e vegetais até todo tipo imaginável de sobremesas de dar água na boca. Esta receita mostra como criar um prato à base de pizza digno de Hogwarts. Só não deixe de avisar seus convidados que é para eles chegarem com fome!

PARA A BASE DE PIZZA
- 4 xícaras/500 g de farinha branca para pão
- 2 colheres de chá de fermento seco
- 1 ½ colher de chá de sal
- 3 colheres de sopa de azeite
- 1 ⅓ xícara/340 ml de água morna

PARA O ACABAMENTO
- ¾ de xícara/175 g de molho de tomate
- 12 fatias de queijo muçarela
- 1 colher de sopa de mel claro
- 2 colheres de chá de mostarda granulada integral
- 6 coxinhas de frango pequenas
- 1 ½ xícara/275 g de salsichas aperitivo
- 2 xícaras/200 g de batatas fritas congeladas
- 6 costeletas de cordeiro
- 1 xícara/125 g de ervilhas
- 6 espigas de milho pequenas
- 6 enfeites para assados (ver Dica Top)

1. Para fazer a pizza que serve de base, junte a farinha, o fermento, o sal e o azeite em uma tigela. Adicione 1⅓ xícara/300 ml de água morna e misture bem com uma faca de lâmina arredondada ou uma espátula até formar a massa. Adicione um pouco mais de água se a massa estiver seca e quebradiça. Desenforme sobre uma superfície enfarinhada e sove por 10 minutos até obter uma massa completamente lisa e elástica. Coloque em uma tigela levemente untada com óleo, cubra com papel-filme e deixe em local aquecido por cerca de 1 hora ou até a massa dobrar de tamanho.

2. Preaqueça o forno a 220° C. Soque a massa para desinchá-la e desenforme sobre uma superfície enfarinhada. Abra em um retângulo medindo cerca de 40 x 30 cm. Transfira a massa para uma assadeira grande e enfarinhada, puxando e esticando para ocupar todo o espaço. Espalhe quase até a borda o molho de tomate e arrume as fatias de queijo por cima. Deixe em local aquecido enquanto prepara as coberturas.

3. Misture o mel e a mostarda e espalhe sobre os pedaços de frango. Coloque em uma assadeira grande e leve ao forno na grade de cima por 20 minutos. Adicione as salsichas e as batatas fritas e retorne a assadeira ao forno por 30 minutos. Ao mesmo tempo, coloque a pizza na grade inferior e leve ao forno por 25-30 minutos até crescer e dourar.

4. Quando faltarem cerca de 10 minutos no temporizador da cozinha, aqueça uma frigideira sem óleo e frite as costeletas de cordeiro por 4 minutos de cada lado. Leve uma panela com água para ferver e cozinhe o milho por 5 minutos. Adicione as ervilhas e cozinhe por 1 minuto a mais, depois escorra. Enfie palitos nas pontas das espigas de milho.

5. Deslize a pizza em uma tábua grande e arrume o milho, as batatas fritas, as costeletas de cordeiro, o frango, as ervilhas e as salsichas em fileiras por cima. Decore os ossos do cordeiro com enfeites antes de servir.

DICA TOP

Em vez de comprar enfeites para as costeletas, por que não fazer os seus? Para cada um, corte um retângulo de papel branco de 7,5 x 6 cm e dobre ao meio no sentido do comprimento. Usando uma tesoura, faça cortes profundos e próximos da borda dobrada em direção à borda aberta. Abra, dobre na direção oposta e enrole as pontas curtas para se encontrarem. Prenda com fita adesiva.

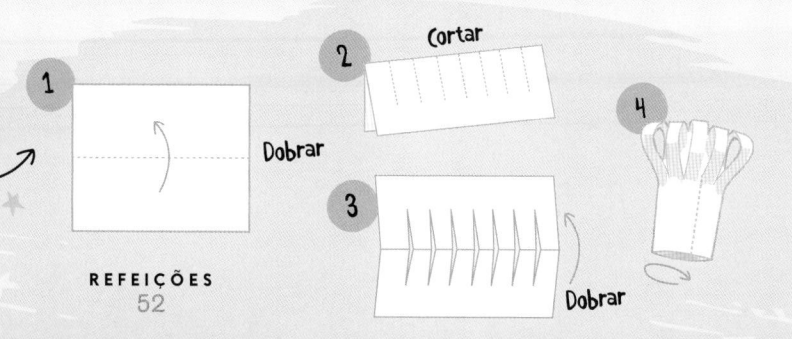

REFEIÇÕES

VOCÊ SABIA?

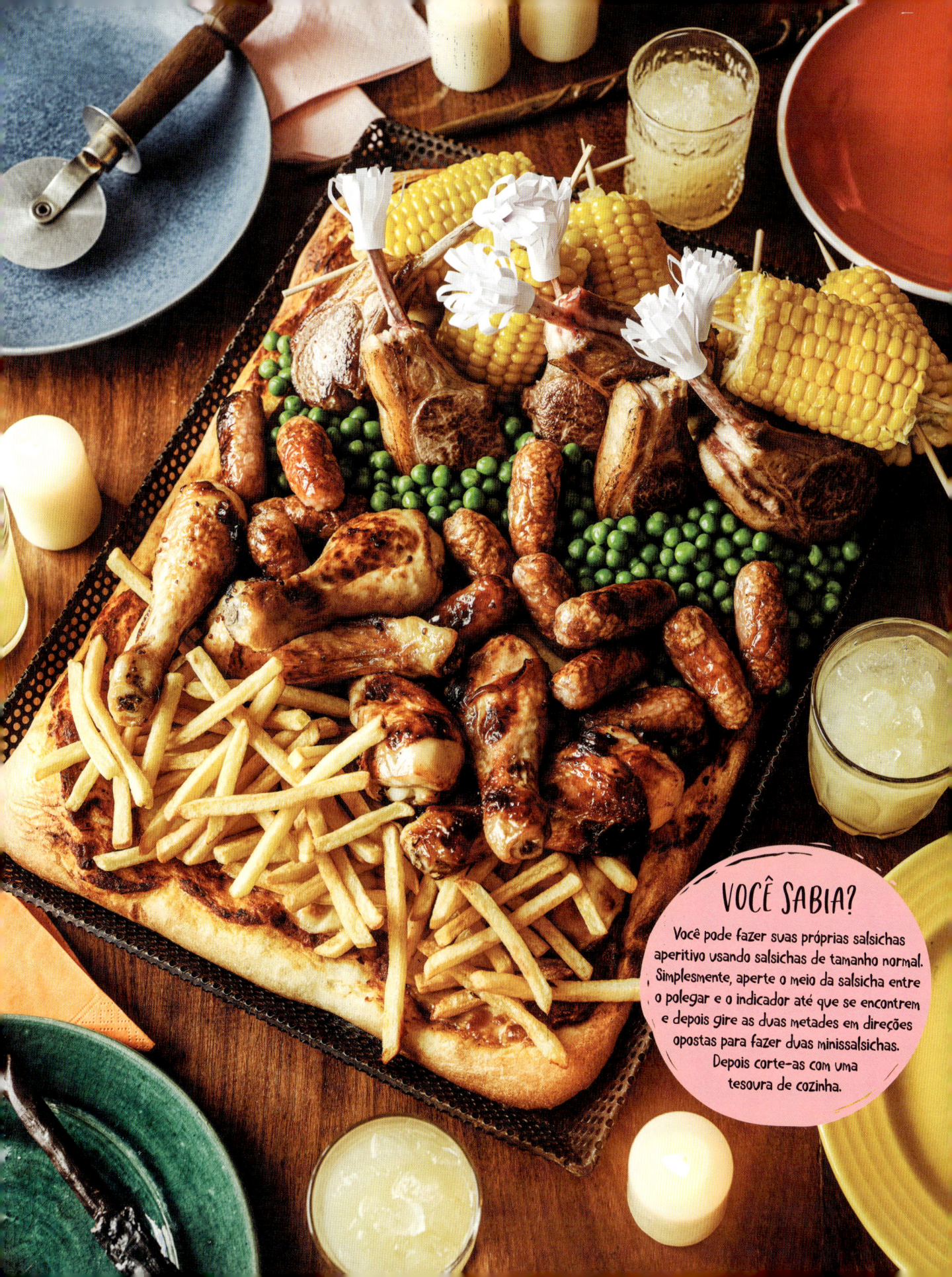

Você pode fazer suas próprias salsichas aperitivo usando salsichas de tamanho normal. Simplesmente, aperte o meio da salsicha entre o polegar e o indicador até que se encontrem e depois gire as duas metades em direções opostas para fazer duas minissalsichas. Depois corte-as com uma tesoura de cozinha.

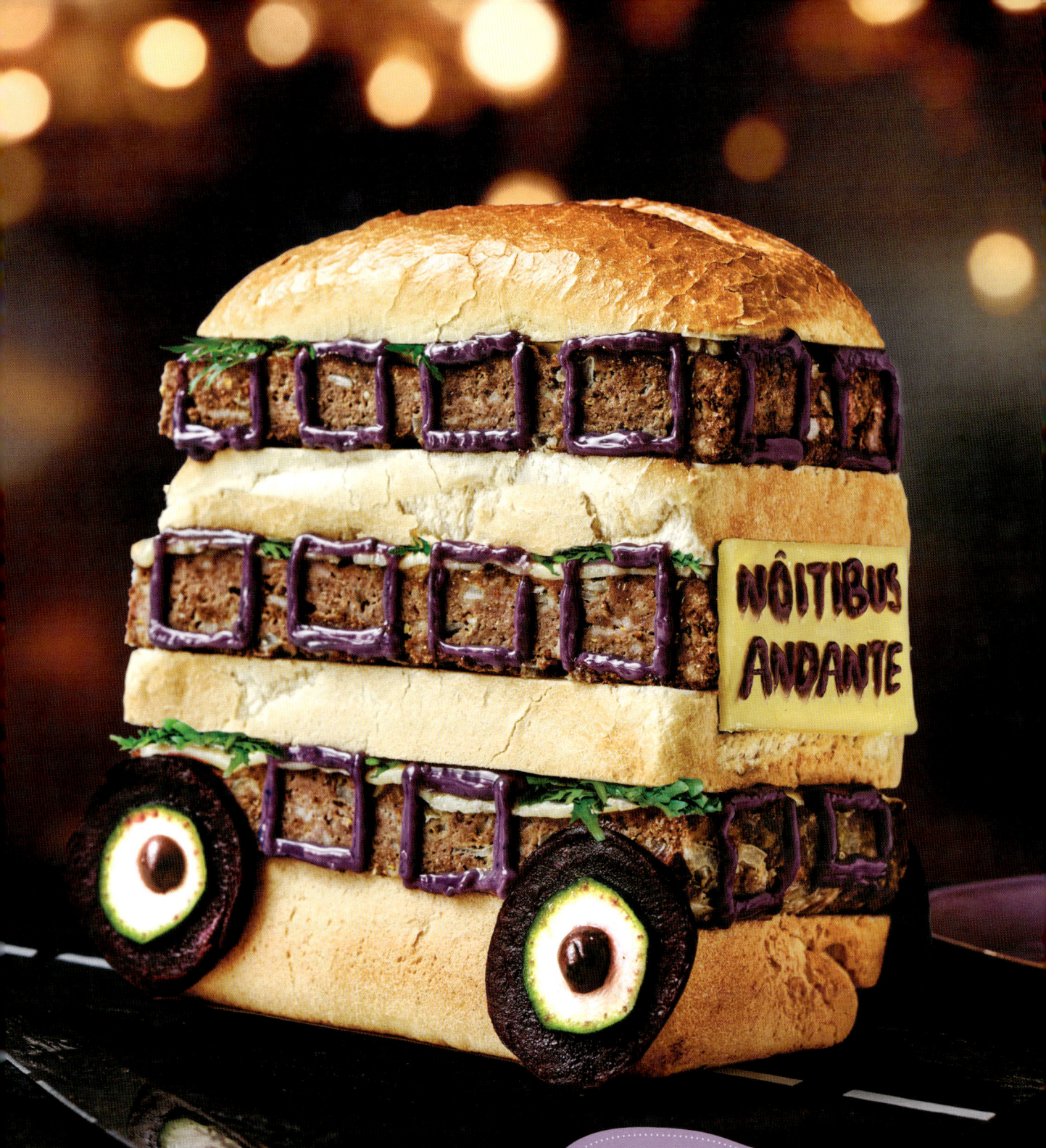

DICA TOP O comprimento e a largura do pão devem ter as mesmas dimensões do bolo de carne quando cortado em três retângulos. Se você só conseguir encontrar um pão maior, corte-o no tamanho certo antes de começar.

NÔITIBUS ANDANTE DE LALAU SHUNPIKE NO PÃO

🍴 6 PORÇÕES   ⏰ 1-1½ HORA   🍳 50 MINUTOS

O que você ganha se combinar três camadas de bolo de carne com alguns "andares" grossos de pão e outros ingredientes saborosos? Uma versão divertida do Nôitibus Andante, o transporte bruxo de três andares que circula pelo Reino Unido resgatando bruxas e bruxos perdidos, incluindo um Harry recém-desabrigado. Com janelas roxas e placa própria, nossa versão parece bem realista. Na verdade, você quase pode ouvir o condutor Lalau Shunpike dizendo: "Manda ver, Ern!"

PARA O BOLO DE CARNE

- 3 xícaras/750 g de carne bovina magra moída
- 8 fatias finas de bacon picado
- 1 ½ xícara/150 g de farinha de rosca
- 1 cebola grande picada em pedaços pequenos
- 2 colheres de chá de orégano seco
- 1 ovo grande batido
- 2 colheres de sopa de mostarda granulada integral
- Uma boa pitada de sal
- Uma boa pitada de pimenta-do-reino

PARA O ACABAMENTO

- 1 colher de sopa de óleo vegetal
- 2 cebolas em fatias finas
- 4 colheres de sopa de maionese
- Corante alimentar natural roxo
- 4 fatias finas de abobrinha
- 4 pedaços pequenos de azeitona preta
- 4 pedaços de beterraba cozida
- 1 pão branco pequeno sem cortes medindo cerca de 15 cm de comprimento, 9 cm de largura e 12 cm de profundidade
- 7 fatias de queijo cheddar ou qualquer outro queijo para hambúrguer
- 1 ramo pequeno de rúcula

EQUIPAMENTO ESPECIAL

Assadeira retangular com 30 x 23 cm
Saco de confeitar pequeno de papel ou plástico

1. Preaqueça o forno a 190° C. Forre a base e as laterais da assadeira com um retângulo grande de papel-manteiga de modo que sobre uns 5 cm nas laterais. Dobre o papel nos cantos.

2. Junte todos os ingredientes do bolo de carne em uma tigela grande, adicione um pouco de sal e pimenta e misture bem. (Isso é mais fácil de fazer com as mãos.) Coloque a mistura na forma e espalhe de maneira nivelada, certificando-se de que entre bem nos cantos. Asse por 40 minutos.

3. Enquanto assa, aqueça o óleo na frigideira e frite as cebolas por 8 minutos ou até ficarem bem douradas. Bata a maionese e um pouco do corante roxo em uma tigela pequena. Posicione uma fatia de abobrinha e um pedaço de azeitona preta sobre cada fatia de beterraba para formar as rodas. Corte um retângulo de 6 x 3 cm de uma das fatias de queijo.

4. Usando uma faca de pão, corte a casca superior do pão para fazer a cobertura e, em seguida, corte-o horizontalmente em três fatias grossas. Quando o bolo de carne estiver cozido, retire todo o líquido dele e desenforme. Corte o bolo de carne, na largura, em três retângulos de tamanhos iguais, aparando-os, se necessário, para que fiquem com as mesmas dimensões das fatias de pão. Coloque a base de pão em uma assadeira, acrescente um retângulo de bolo de carne e cubra com duas fatias de queijo e uma fina camada de cebola frita, seguida de uma camada de folhas de rúcula. Cubra com uma segunda camada de pão. Continue distribuindo os ingredientes nesta sequência, finalizando com a cobertura. Retorne ao forno por mais 10 minutos.

5. Transfira o ônibus com cuidado para uma tábua de servir e posicione uma roda em cada canto, fixando com um um pontinho de maionese. Adicione o retângulo de queijo na frente do ônibus com outra pontinha de maionese. Coloque a maionese no saco de confeitar e corte uma pontinha para aplicar uma linha fina. Use-a para desenhar as janelas nas laterais e escreva "NÔITIBUS ANDANTE" no retângulo de queijo.

REFEIÇÕES

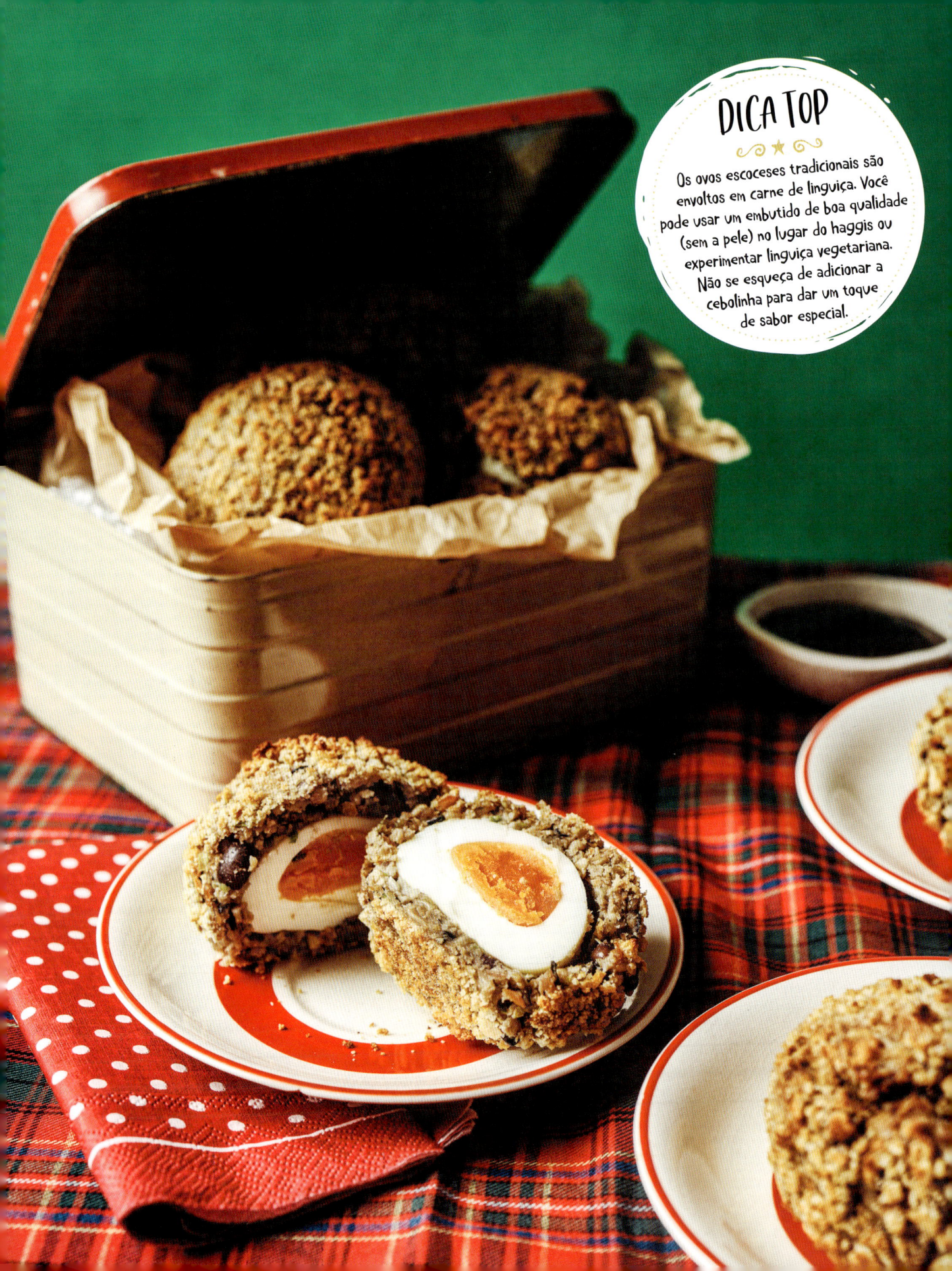

DICA TOP

Os ovos escoceses tradicionais são envoltos em carne de linguiça. Você pode usar um embutido de boa qualidade (sem a pele) no lugar do haggis ou experimentar linguiça vegetariana. Não se esqueça de adicionar a cebolinha para dar um toque de sabor especial.

OVOS BEM ESCOCESES DE McGONAGALL

6 UNIDADES • 1 HORA • 30 MINUTOS

Sirva estes deliciosos ovos para sua família e amigos e, com certeza, você vai conquistar 10 pontos para a Grifinória! Envolvidos em um haggis vegetariano, um tipo de pasta de lentilhas, com aveia e semente de girassol – é diferente do haggis tradicional, com carne de ovelha, que faria a professora McGonagall se lembrar da infância nas Highlands escocesas –, estes ovos apetitosos são divertidos, saborosos e satisfatórios. Você e sua família certamente vão devorá-los.

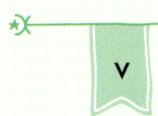

V

- 7 ovos grandes
- 500 g de haggis vegetariano para envolver os ovos: lentilhas, aveia em flocos grossos, semente de girassol, pimenta-do-reino e noz-moscada
- 1 maço de cebolinha picada em pedaços pequenos
- Farinha de trigo tradicional para polvilhar
- ¾ de xícara/75 g de farinha de rosca ou pão ralado
- Molho de sua escolha

1. Coloque seis ovos em uma panela e cubra com água quente. Leve os ovos à fervura e cozinhe por 6 minutos. Escorra cuidadosamente a água e encha a panela com água gelada. A água gelada impede que os ovos continuem o cozimento. Deixe esfriar.

2. Para a pasta do haggis vegetariano: após oito horas de molho na água, cozinhe as lentilhas com a aveia em flocos grossos, um punhado de sementes de girassol, pimenta-do-reino e noz-moscada por 30 minutos na panela e deixe a pasta esfriar.

3. Coloque essa pasta em uma tigela com metade da quantidade de cebolinhas e misture os dois ingredientes. É mais fácil fazer isso com as mãos. Despeje numa superfície e forme um bolo. Corte em seis fatias de tamanho parecido. Pegue uma delas e achate-a entre as mãos o mais fino possível sem desmanchar. Repita com as fatias restantes.

Continua na página 58

CULINÁRIA BÁSICA

COMO COZINHAR UM OVO!

Os ovos podem ser moles, médios ou duros. O tempo de cozimento na etapa 1 desta receita produz um ovo médio (com a gema ligeiramente mole).

Para fazer UM OVO MOLE PARA O CAFÉ DA MANHÃ (para mergulhar pedacinhos de torrada ou pão na gema), cozinhe os ovos por 3 minutos.

Para obter UM OVO DURO (bom para saladas, sanduíches ou lancheiras), permita 9 a 10 minutos de fervura.

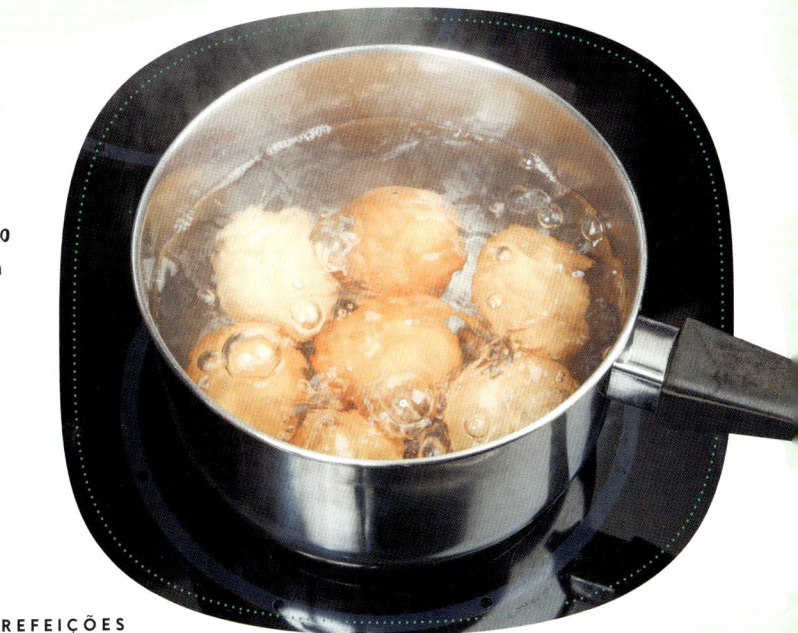

REFEIÇÕES

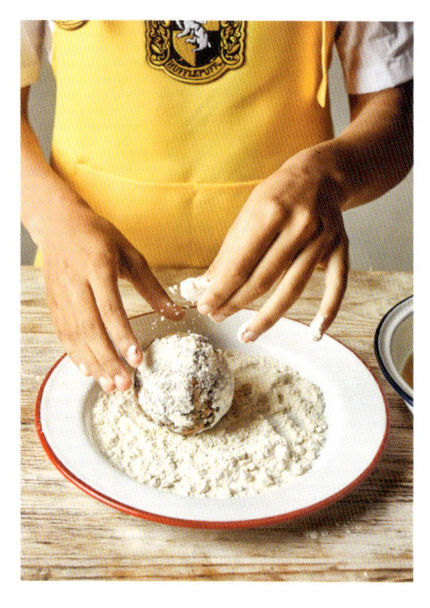

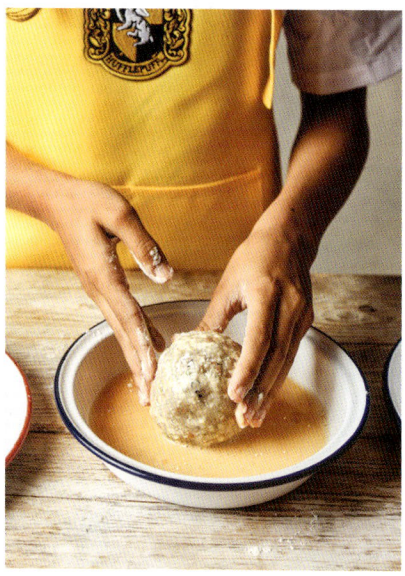

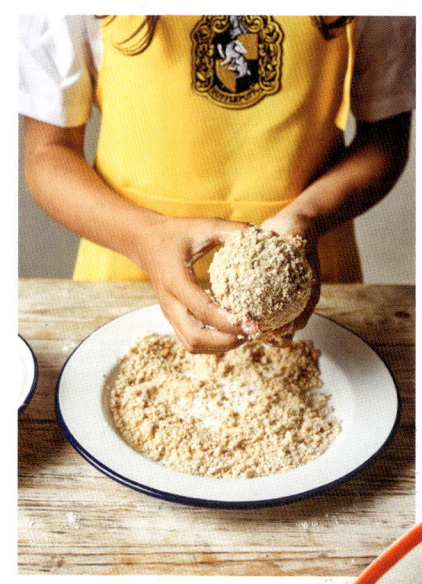

4   Salpique um prato com um pouco de farinha. Junte farinha de rosca e as cebolinhas restantes em outro prato. Bata o ovo restante com um garfo em um terceiro prato.

5   Preaqueça o forno a 200° C. Forre uma assadeira com papel-manteiga. Retire os ovos da água e descasque. Enrole-os na farinha até ficarem cobertos por uma fina camada. Role um ovo polvilhado e bem cozido no ovo batido até ficar revestido em uma camada fina. Abra um pedaço de massa na palma da sua mão, coloque o ovo no meio e embrulhe-o cuidadosamente. Isso levará algum tempo, pois a massa pode rachar, mas continue remendando-a e alisando a mistura ao redor do ovo até que ele fique uniformemente coberto. Repita com os ovos restantes.

6   Passe mais uma vez na farinha os ovos enrolados no haggis, depois no ovo batido e, finalmente, na farinha de rosca. Coloque na assadeira e asse por 25 minutos até dourar. Sirva quente ou gelado, com o molho de sua escolha.

"Por que vocês três estão sempre por perto quando algo acontece?"

— Professora McGonagall
Harry Potter e o Enigma do Príncipe

FATO MÁGICO

A professora McGonagall compartilha seu primeiro nome com a deusa romana Minerva, patrona da sabedoria, justiça e guerra estratégica. Bastante apropriado, não acha?

REFEIÇÕES

VOCÊ SABIA?

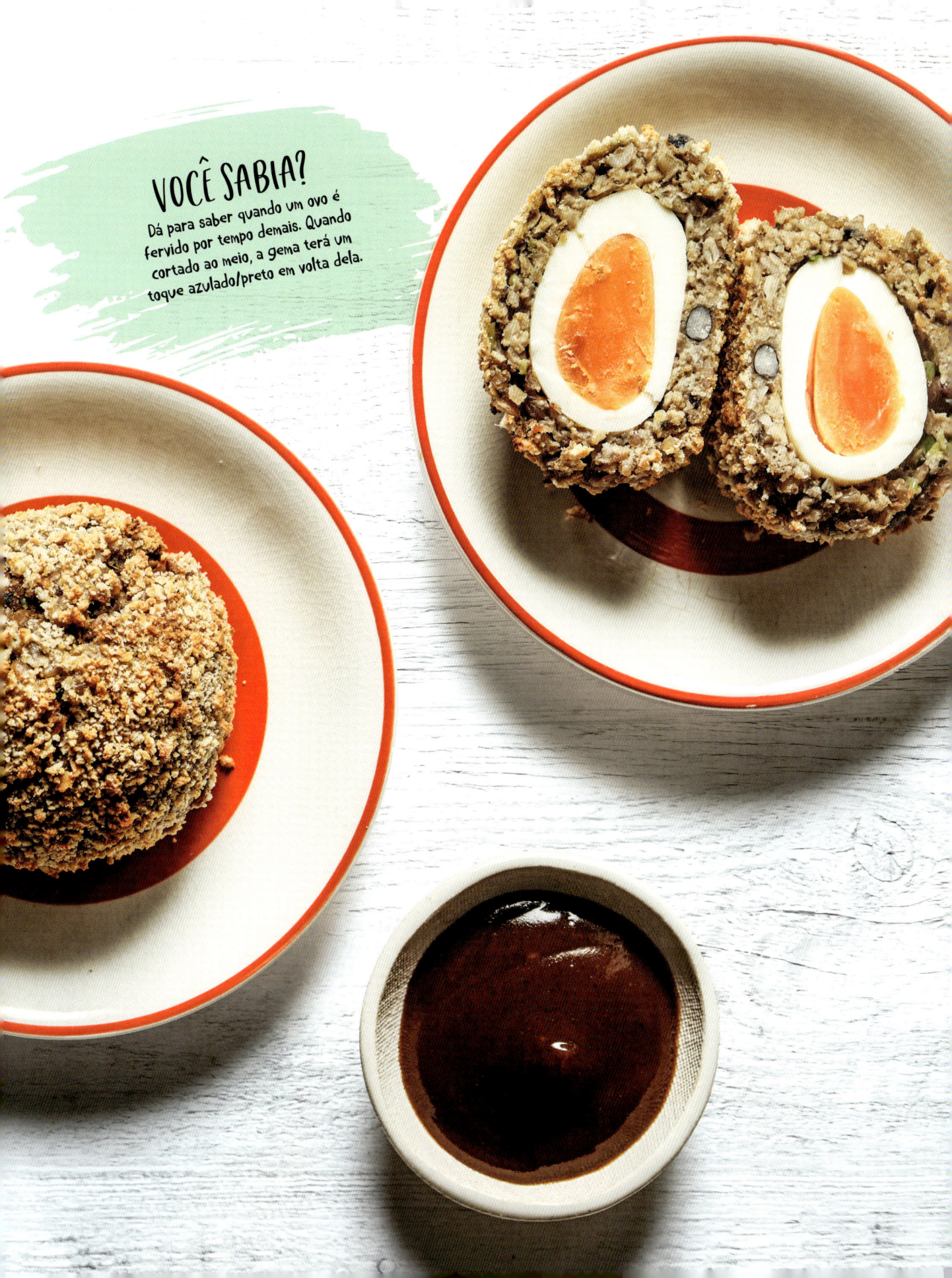

Dá para saber quando um ovo é fervido por tempo demais. Quando cortado ao meio, a gema terá um toque azulado/preto em volta dela.

Escondidinho do Salão Principal

6 PORÇÕES | **30 MINUTOS** | **1 HORA E 45 MINUTOS**

Depois de uma sessão de treinamento de quadribol no meio do inverno ou após uma lição particularmente arrepiante de Trato das Criaturas Mágicas com Hagrid, não há nada melhor do que uma refeição quentinha no Salão Principal. Um dos pratos favoritos de Harry, este escondidinho de recheio delicioso é perfeito para aquelas ocasiões em que você precisa de mais consistência — em Hogwarts usam carne de cordeiro, aqui vamos usar carne moída. Saboroso e substancioso, ele preenche todos os quesitos!

SG

- 1 kg de batatas cortadas em pedaços
- 55 g de manteiga
- 2 cebolas picadas grosseiramente
- 3 cenouras picadas grosseiramente
- 2 xícaras/500 g de carne moída
- 1 lata/400 g de feijão cozido
- ¾ de xícara/175 ml de caldo de carne ou de frango
- Uma boa pitada de sal
- Uma boa pitada de pimenta-do-reino
- Salsa picada
- 3 colheres de sopa de extrato de tomate
- Leite

1. Cozinhe as batatas em água fervente e levemente salgada por 15 minutos até ficarem macias. Derreta cerca de um terço da manteiga em uma panela grande e frite suavemente as cebolas e cenouras por 5 minutos. Adicione a carne e cozinhe por mais 5 minutos, desmanchando-a com uma colher de pau.

2. Misture o feijão cozido, o caldo, a salsa e o extrato de tomate e aqueça até ferver. Cozinhe por 30 minutos, mexendo ocasionalmente até a mistura engrossar um pouco.

3. Enquanto a carne cozinha, escorra as batatas e devolva-as para a panela. Adicione a manteiga restante e um pouco de leite e amasse bem as batatas até formarem um purê completamente homogêneo.

4. Tempere a gosto com sal e pimenta. Despeje a mistura com cuidado numa assadeira grande. Preaqueça o forno a 220° C.

5. Coloque colheradas do purê (ou aplique com um saco de confeitar) sobre a carne em uma camada uniforme (ver Dica Top). Asse no forno por 15 minutos. Reduza a temperatura do forno para 180° C e asse por mais 30 minutos até que fique dourado.

Dica Top

Se você quiser dar um toque especial à cobertura de batata, aplique-a com um saco de confeitar, desenhando círculos estrelados. Para fazer isso, coloque o purê de batatas em um saco grande, com uma abertura grande em formato de estrela, e faça os desenhos sobre o recheio. Exige um pouco de prática, mas é uma habilidade que vale a pena aprender.

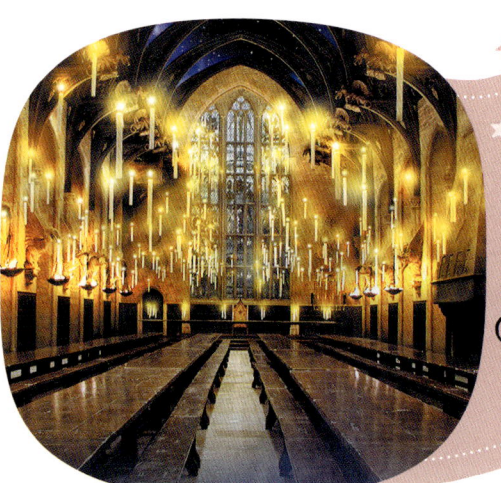

Fato Mágico

Olhe atentamente para as paredes do Salão Principal e você verá gárgulas na forma dos quatro mascotes das casas (águia, texugo, leão e serpente) segurando tochas flamejantes.

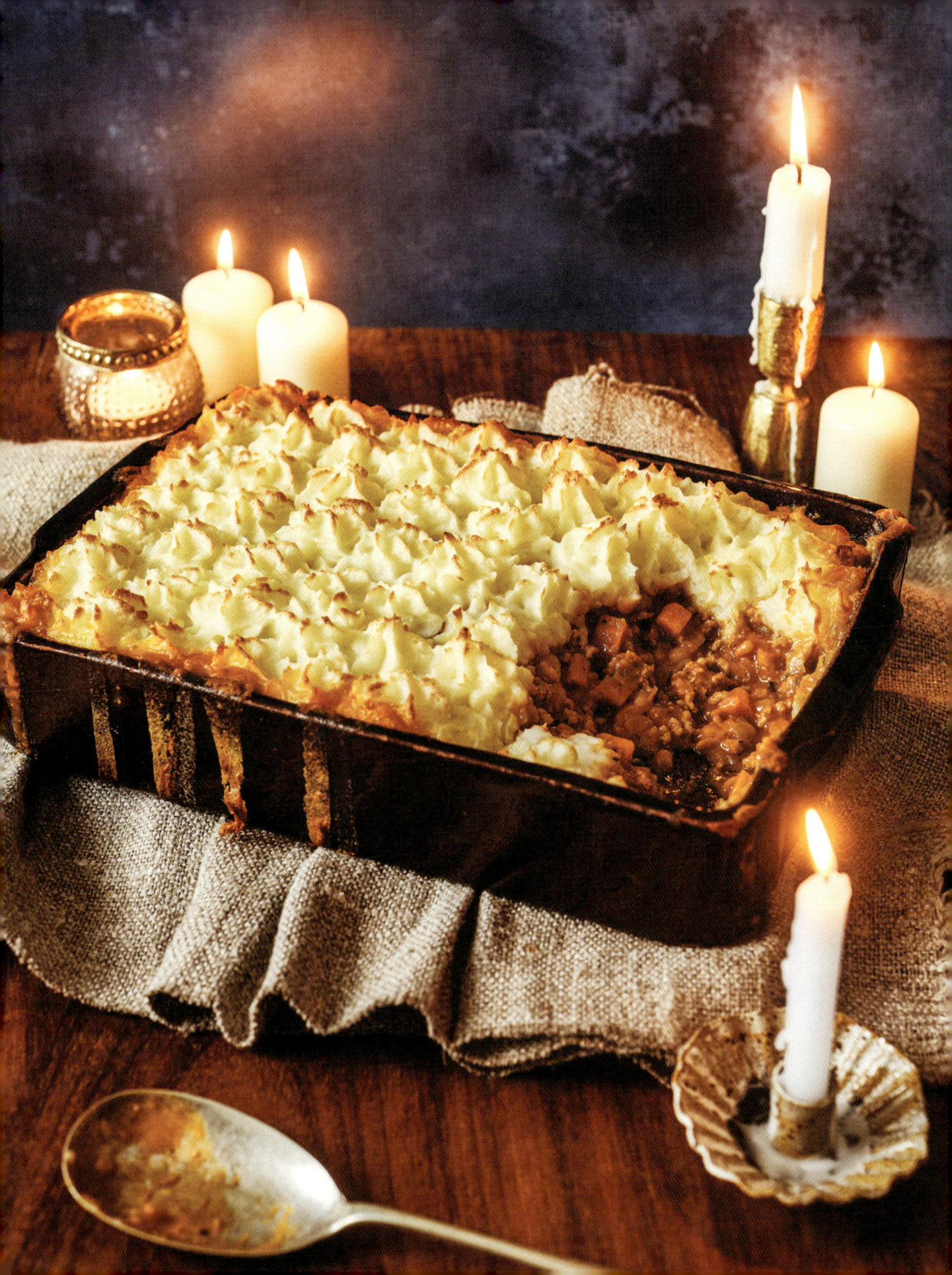

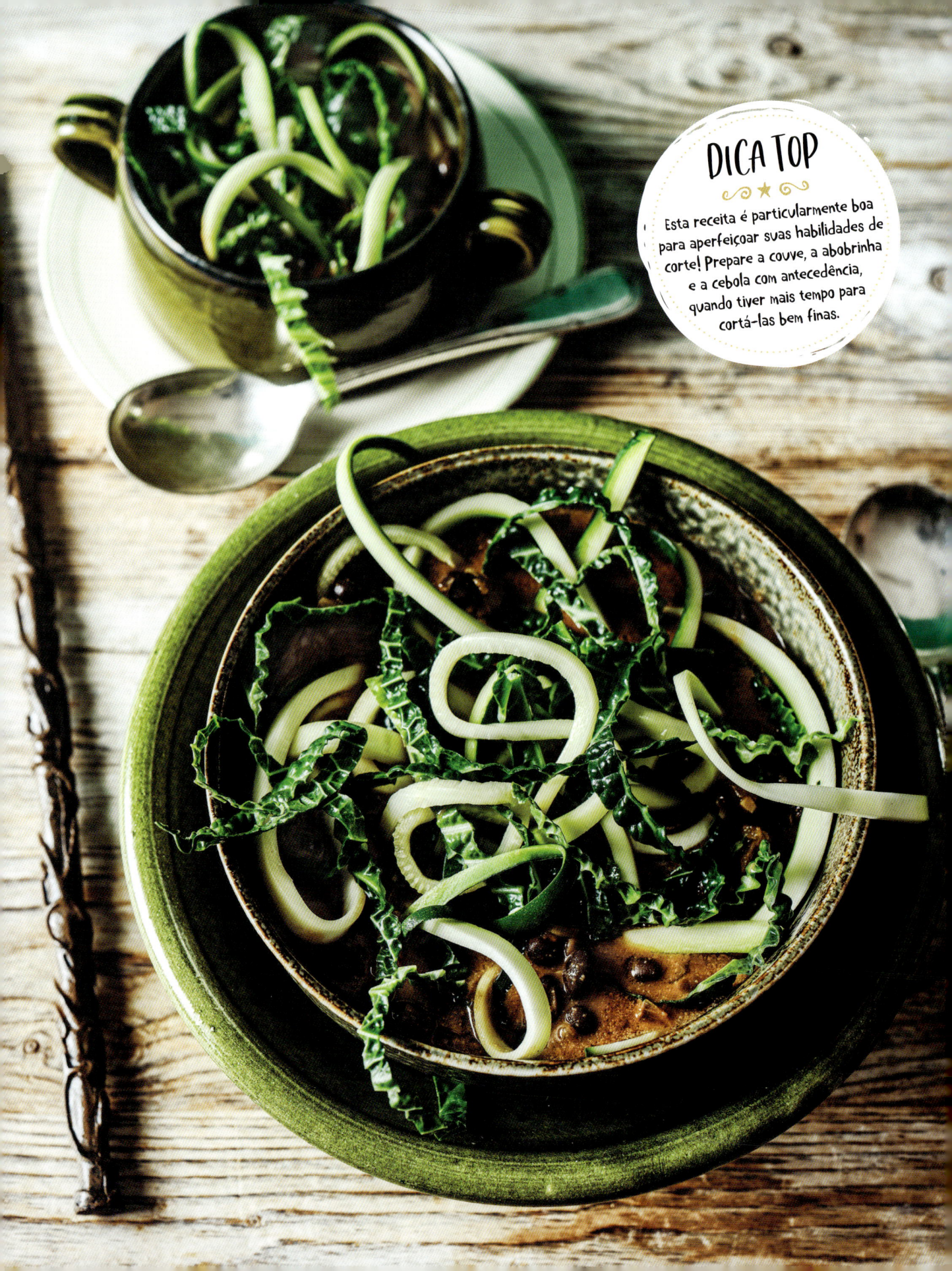

DICA TOP

Esta receita é particularmente boa para aperfeiçoar suas habilidades de corte! Prepare a couve, a abobrinha e a cebola com antecedência, quando tiver mais tempo para cortá-las bem finas.

SOPA DO SALGUEIRO LUTADOR

2 A 4 PORÇÕES · 30 MINUTOS · 20 MINUTOS

Basta olhar para esta sopa apetitosa para imaginar os pobres Rony e Harry presos no Ford Anglia modificado do Sr. Weasley enquanto o Salgueiro Lutador tenta derrubá-los de seus galhos. Aqui, substituímos a famosa casca da árvore por tiras finas de abobrinha e couve, que você pode organizar de forma criativa sobre a sopa quando ela for servida. Há o suficiente para quatro porções como entrada ou duas como prato principal farto.

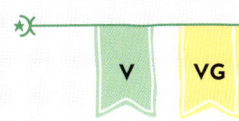

V · VG

- 2 xícaras/500 ml de caldo de legumes
- 1 abobrinha grande
- 2-3 folhas grandes de couve
- 2 colheres de sopa de óleo vegetal
- 1 cebola picada
- 3 dentes de alho esmagados
- ¼ xícara/75 g de manteiga de amendoim com pedaços
- 1 colher de sopa de gengibre fresco ralado fino
- 3 colheres de sopa de molho shoyu
- 1 lata/400 g de feijão-preto escorrido

1. Aqueça o caldo em uma panela, acrescente a abobrinha e cozinhe em fogo baixo por 5 minutos. Transfira a abobrinha para uma tábua, separando o caldo.

2. Enrole bem as folhas de couve e corte-as em fatias finas com uma faca. Se as folhas tiverem um caule grosso, é mais fácil tirá-lo primeiro. Corte a abobrinha em tiras verticais bem finas. Corte cada tira tão fino quanto possível.

3. Aqueça o óleo em uma panela grande e frite em fogo baixo a cebola e o alho por 5 minutos até a cebola amolecer. Junte a manteiga de amendoim, o gengibre e o caldo separado e aqueça até que a manteiga de amendoim derreta. Junte o molho shoyu e o feijão e cozinhe em fogo baixo por 5 minutos.

4. Adicione a couve e a abobrinha à panela, mergulhando os legumes no caldo para amaciá-los. Cozinhe por 3-4 minutos até ficarem macios. Coloque em tigelas e sirva.

> "Arriscaram-se a expor o nosso mundo. Sem mencionar o dano que infligiram a um Salgueiro Lutador que está nesta área desde antes de vocês nascerem!"
>
> – PROFESSOR SNAPE
> *Harry Potter e a Câmara Secreta*

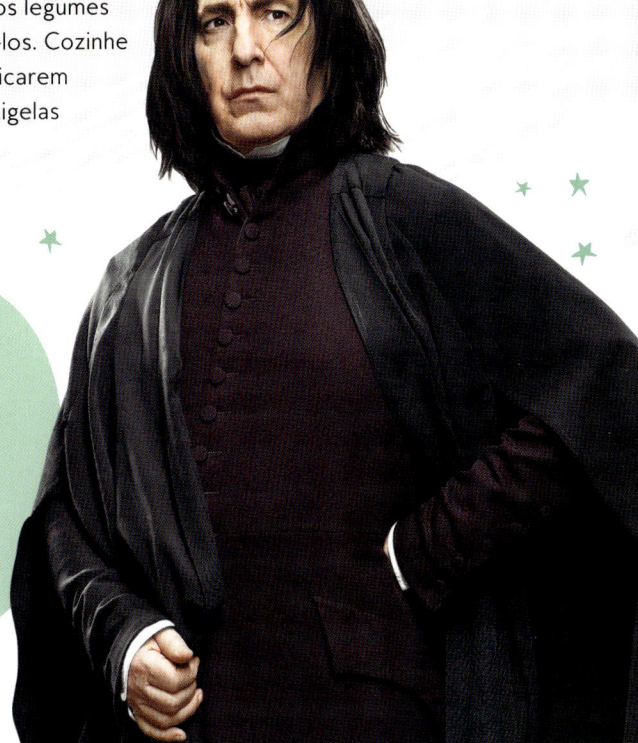

REFEIÇÕES
63

Ensopado Gigantesco e Farto de Hagrid

4 PORÇÕES | **30 MINUTOS** | **2 HORAS E 15 MINUTOS**

Hagrid não é conhecido por seu talento culinário, como pode dizer qualquer um que já tenha comido seus biscoitos duros como pedra! Mas se há uma coisa que o gentil meio-gigante sabe preparar são os ensopados grandes e carnudos – especialmente quando a receita é tão fácil como esta. Repleto de carne, legumes e verduras, é um jantar saboroso e reconfortante, feito numa só panela, que alunos da Grifinória de toda parte irão adorar (e os mais velhos também).

---

1 colher de sopa de farinha de trigo tradicional
Uma boa pitada de sal
Uma boa pitada de pimenta-do-reino
1 ¾ xícara/400 g de carne para ensopado ou bife de panela cortada em cubos pequenos
3 colheres de sopa de óleo vegetal
3 cenouras grandes cortadas em pedaços pequenos
2 cebolas picadas
1 alho-poró em fatias finas
2 dentes de alho amassados
¼ xícara/50 g de cevadinha
3 xícaras/750 ml de caldo de carne
1 colher de sopa de mostarda granulada integral
Salsa picada para o refogado e para polvilhar
2 batatas grandes para assar cortadas em cubos pequenos

1. Polvilhe a farinha e um pouco de sal e pimenta num prato. Adicione a carne e passe na mistura até cobrir levemente. Aqueça 2 colheres de sopa de óleo em uma panela grande e frite metade da carne até dourar. Isso levará cerca de 5 minutos. Deixe reservado em um prato enquanto doura o restante da carne.

2. Adicione a cenoura, a cebola, o alho-poró e o alho na frigideira com o óleo restante e frite em fogo baixo por 5 minutos. Devolva a carne à panela com a cevadinha, o caldo, a mostarda e a salsa, e leve ao fogo até ferver. Coloque em fogo baixo e cubra com uma tampa. Cozinhe por 1 hora. Acrescente as batatas à panela e cozinhe por mais 1 hora até que a carne fique bem macia. Sirva em tigelas, polvilhado com salsa extra.

FATO MÁGICO

Robbie Coltrane não foi apenas a primeira opção de J.K. Rowling, autora de Harry Potter, para interpretar Hagrid. Ele foi também o primeiro ator adulto escalado para toda a série de filmes.

> "Tenho uma coisa para você aqui; talvez tenha sentado nela sem querer, mas o gosto continua bom."
> – HAGRID
> *Harry Potter e a Pedra Filosofal*

REFEIÇÕES

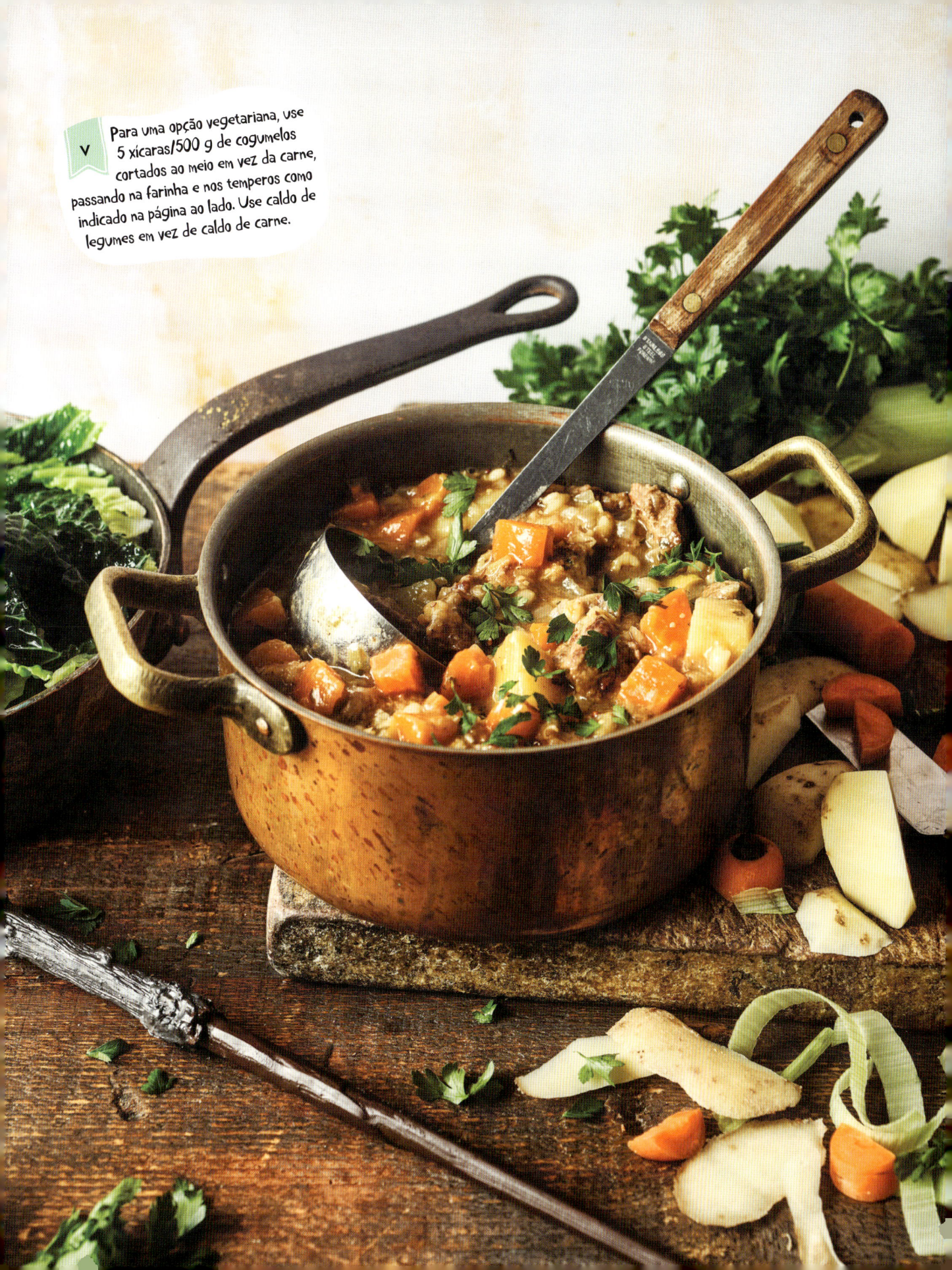

V — Para uma opção vegetariana, use 5 xícaras/500 g de cogumelos cortados ao meio em vez da carne, passando na farinha e nos temperos como indicado na página ao lado. Use caldo de legumes em vez de caldo de carne.

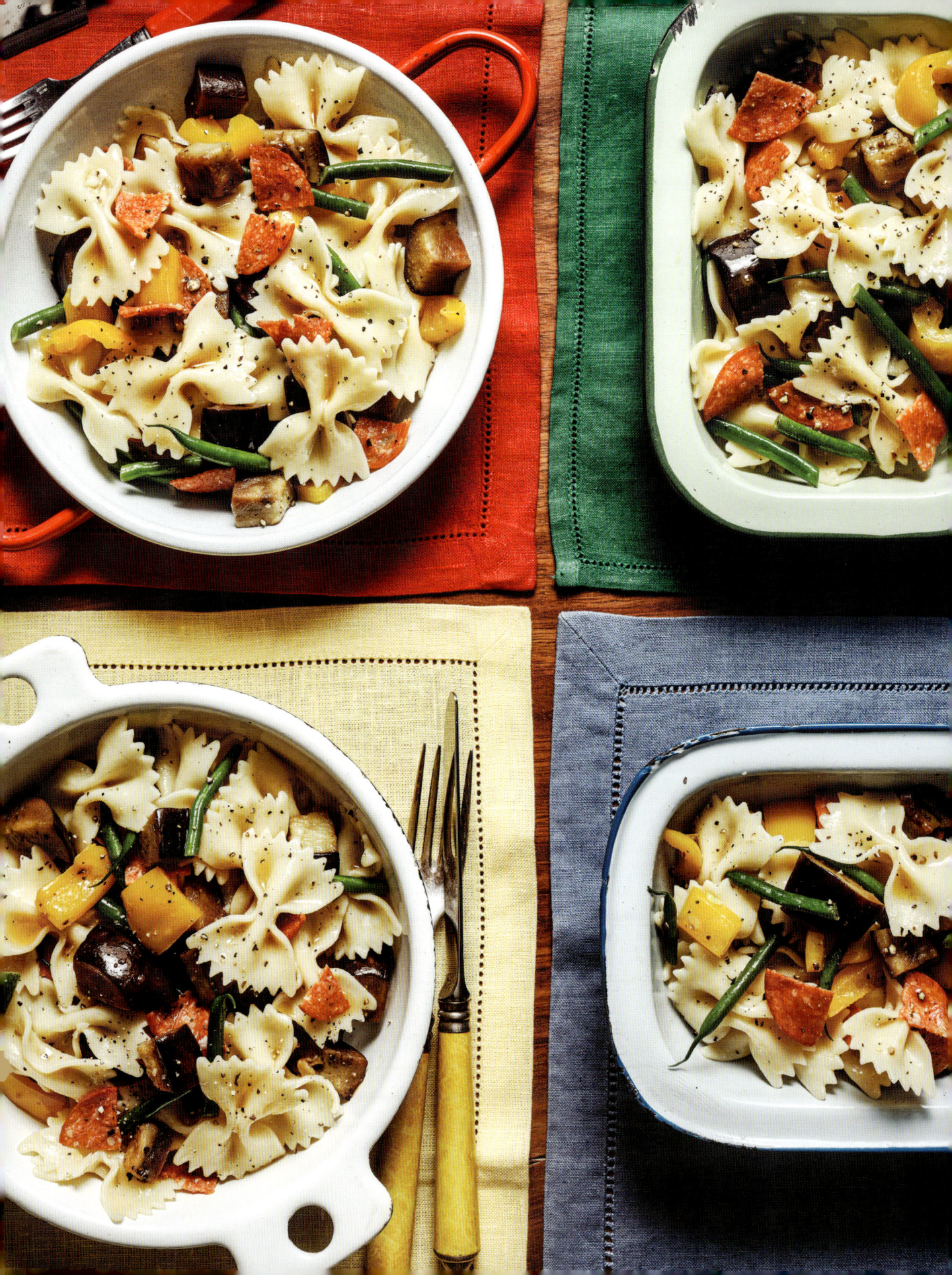

Massa Saudável das Casas de Hogwarts

🍽 4 PORÇÕES   🕐 10 MINUTOS   🔥 15 MINUTOS

Grifinória, Corvinal, Lufa-Lufa e Sonserina... as quatro casas de Hogwarts estão igualmente representadas neste prato saboroso e energizante. Adoramos esta receita especialmente porque o formato da massa nos lembra das gravatas-borboleta que Harry e Rony usam a contragosto no Baile de Inverno. Sinta-se à vontade para misturar os ingredientes quando experimentar – mas lembre-se de escolher ingredientes nas cores das quatro casas!

- 3 xícaras/200 g de macarrão farfalle seco
- 2 colheres de sopa de azeite
- 2 xícaras/300 g de berinjela cortada em cubos
- ½ xícara/50 g de pepperoni cortado em quartos
- 1 pimentão amarelo cortado em pedaços pequenos
- ⅔ xícara/100 g de vagem cortada em pedaços pequenos
- ⅔ xícara/150 ml de molho vinagrete

1. Leve uma panela grande com água levemente salgada para ferver e cozinhe o macarrão por 10-12 minutos ou até ficar macio.

2. Enquanto cozinha, aqueça o azeite na frigideira e frite a berinjela em fogo baixo por 8 minutos até ficar macia e dourada. Junte o pepperoni e o pimentão amarelo e cozinhe por 2 minutos.

3. Quando faltarem cerca de 2 minutos para o macarrão ficar pronto, coloque a vagem na panela para cozinhar. Use um escorredor ou uma peneira grande para escorrer a água e coloque o macarrão cozido e a vagem em uma tigela. Junte os ingredientes fritos e o molho e sirva quente, ou deixe esfriar para levar na marmita.

DICA TOP

Você pode fazer facilmente seu próprio molho vinagrete misturando os seguintes ingredientes em uma tigela pequena: 6 colheres de sopa de azeite, 2 colheres de sopa de vinagre de vinho, 2 colheres de chá de açúcar, 1 colher de chá de mostarda Dijon e uma pitada de sal e pimenta.

VOCÊ SABIA?

A massa farfalle também é conhecida como macarrão gravatinha devido ao seu formato. Em italiano, *farfalle* significa "borboleta", com a qual a massa também se assemelha.

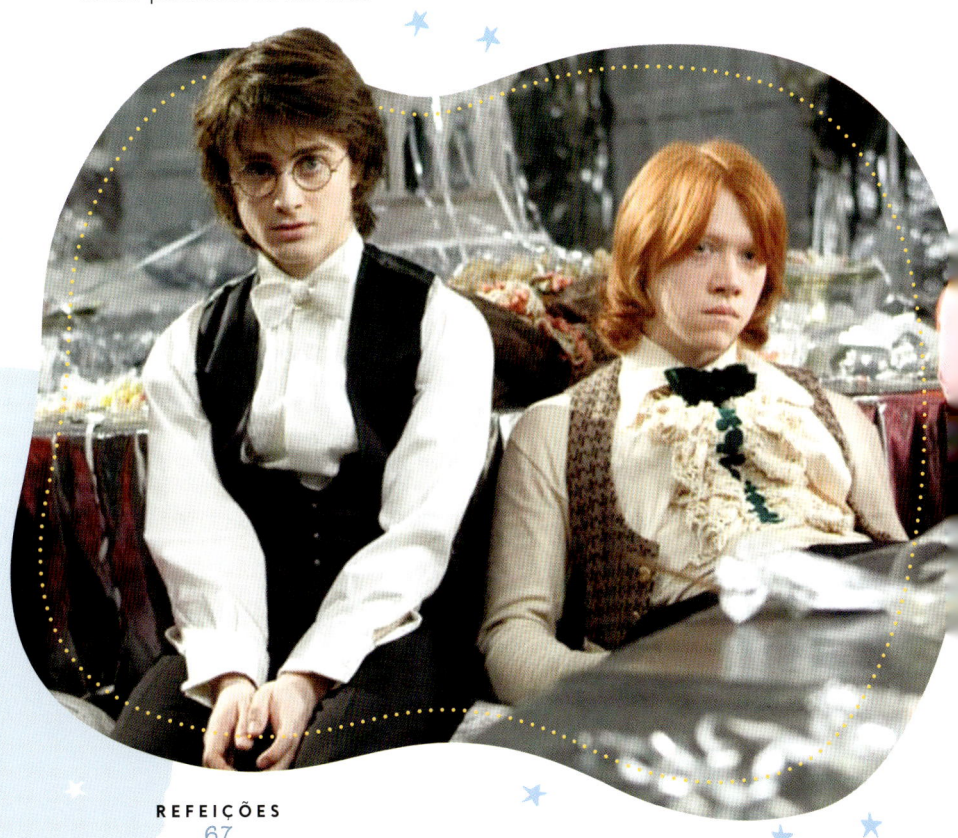

REFEIÇÕES

Aveia Amanhecida da Ordem da Fênix

1 PORÇÃO · **15 MINUTOS MAIS TEMPO DE MOLHO DURANTE A NOITE**

Assim como a Ordem da Fênix – a sociedade clandestina fundada por Alvo Dumbledore na década de 1970 e ressuscitada secretamente por seus amigos algumas décadas depois –, esta receita é tão boa que você vai querer mantê-la em segredo. Na verdade, é uma variação do Bircher Muesli, em que a aveia fica de molho durante a noite para torná-la macia e cremosa. Só não se esqueça de fazer isso antes de ir para a cama!

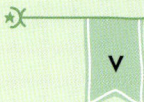

V

⅓ xícara/35 g de aveia em flocos

½ xícara/120 ml de leite (ou qualquer leite vegetal)

Uma boa pitada de canela em pó

PARA SERVIR

½ maçã ou pera

Passas brancas ou pretas

1 colher de chá de sementes de papoula ou chia

2 colheres de sopa de pistache picado em pequenos pedaços (ver Dica Top)

3 framboesas, amoras ou morangos pequenos

Mel para servir (opcional)

1. Coloque a aveia, o leite e a canela em uma tigela, tampe e deixe em local fresco ou na geladeira durante a noite.

2. Na manhã seguinte, rale a maçã ou a pera na tigela (não há necessidade de descascar a fruta primeiro). Adicione as passas.

3. Use os dedos para polvilhar uma espiral de sementes de papoula ou chia sobre a aveia. Espalhe os pistaches entre as sementes de papoula ou chia e decore o centro com as frutas vermelhas. Sirva regado com um pouco de mel, se quiser.

VG Para a opção vegana, use leite vegetal e xarope de bordo para substituir o mel.

ALGUMAS OUTRAS COBERTURAS SABOROSAS

Experimente outras sementes, nozes picadas e coberturas de frutas frescas ou secas nesta receita. Aqui estão algumas combinações deliciosas:

★ Bananas fatiadas misturadas com suco de limão e regadas com xarope de bordo

★ Gomos de toranja polvilhados com açúcar mascavo e salpicados com avelãs torradas

★ Mirtilos frescos, lascas de amêndoas e uma pitada de açúcar de baunilha

★ Uma espiral de iogurte e sua geleia de frutas favorita

★ Cranberries secos, sementes de abóbora e um pouco de chocolate branco ralado

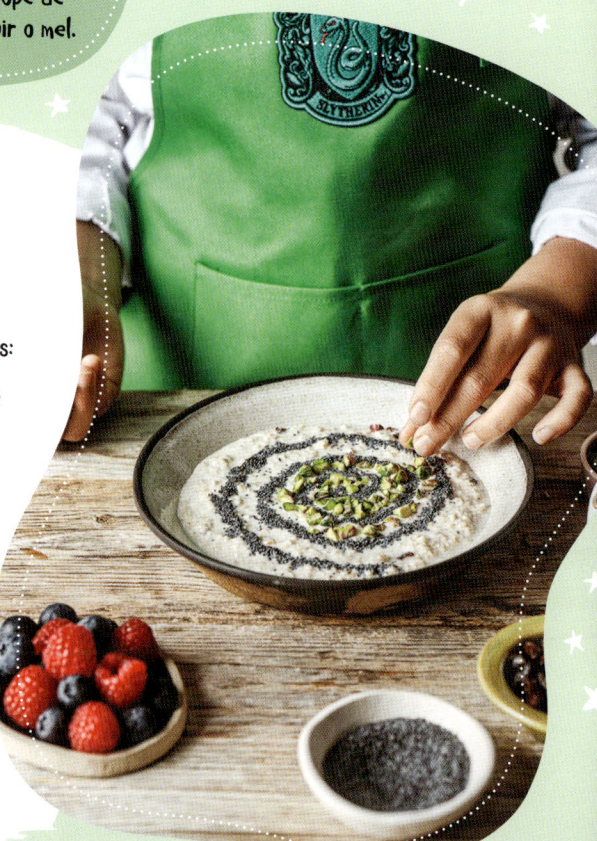

REFEIÇÕES

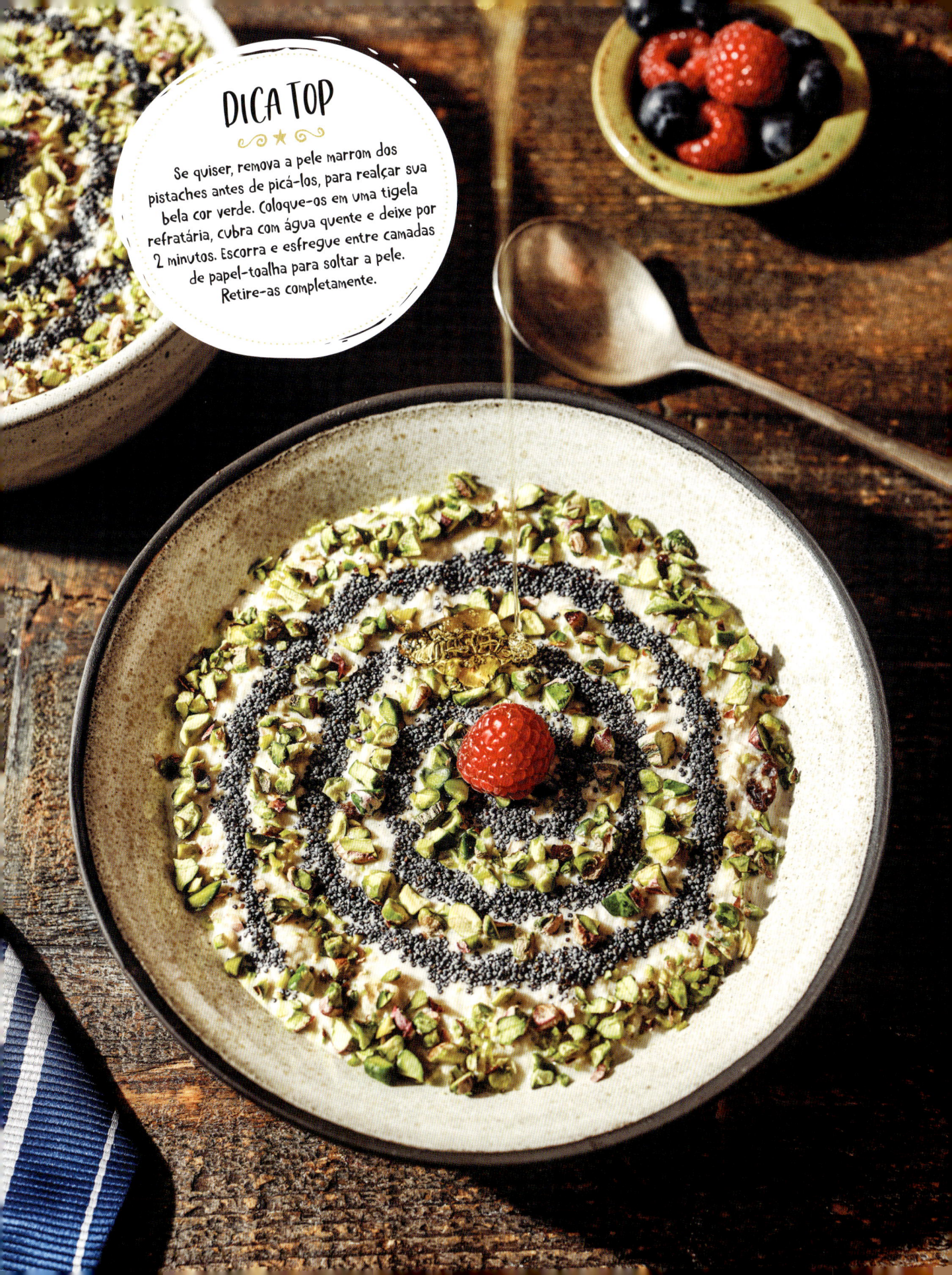

DICA TOP

Se quiser, remova a pele marrom dos pistaches antes de picá-los, para realçar sua bela cor verde. Coloque-os em uma tigela refratária, cubra com água quente e deixe por 2 minutos. Escorra e esfregue entre camadas de papel-toalha para soltar a pele. Retire-as completamente.

PANQUECAS DE TRANSFIGURAÇÃO

🍽 6-8 UNIDADES   ⏲ 30 MINUTOS   🍳 10 MINUTOS

Em *Harry Potter e a Pedra Filosofal*, Harry e Rony se surpreendem quando o gato malhado sentado na mesa da professora McGonagall se transforma na mestra, bem zangada. Esse tipo de feitiço é conhecido como Transfiguração, e acontece quando os objetos são transformados de uma coisa para outra. Um pouco como estas panquecas, que ficam douradas de um lado, mas escuras quando viradas. Perfeitas para o café da manhã ou para a hora do chá com qualquer uma das coberturas listadas abaixo.

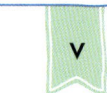

PARA AS PANQUECAS

1 xícara/125 g de farinha de trigo tradicional
1 colher de chá de fermento em pó
Uma boa pitada de sal
2 colheres de sopa de açúcar cristal
1 ovo grande
2/3 xícara/150 ml de leite
1 colher de sopa de cacau em pó
1 colher de chá de extrato de baunilha
Óleo vegetal para fritar

COBERTURAS

Xarope de bordo ou calda de chocolate
Chantilly, creme de leite ou iogurte grego
Framboesas, mirtilos, pêssegos, manga ou abacaxi

1. Numa tigela, coloque a farinha e o fermento com uma pitada de sal e o açúcar. Faça uma abertura no centro e quebre um ovo nela. Adicione um pouco de leite. Use um fouet para bater o ovo e o leite, acrescentando aos poucos a farinha. À medida que a mistura engrossa, adicione mais leite até obter uma massa espessa e lisa. Coloque um terço da massa em uma tigela separada e acrescente o cacau em pó. Misture o extrato de baunilha ao restante.

2. Aqueça uma frigideira com um fio de óleo. Quando ele estiver quente, adicione uma colher grande da massa com baunilha para que ela se espalhe por cerca de 9 cm de diâmetro. Adicione outra colher do outro lado da panela. É melhor cozinhar apenas algumas panquecas por vez, pois elas cozinham muito rápido. Depois de mais ou menos 1 minuto, quando as bolhas começarem a aparecer na superfície, vire as panquecas com uma espátula de ponta arredondada. Coloque uma colher menor da massa de chocolate em cima de cada panqueca e espalhe até as bordas com as costas de uma colher.

3. Vire as panquecas novamente e cozinhe por mais 30 segundos. Coloque num prato de servir. Aqueça mais um fio de óleo e cozinhe o restante da massa da mesma maneira. Sirva com qualquer uma das coberturas.

DICA TOP

Para fazer uma deliciosa calda de chocolate para regar as panquecas, coloque 2/3 de xícara/100 g de gotas de chocolate ao leite ou chocolate picado em uma panela pequena com 4 colheres de sopa de creme de leite e 1 colher de sopa de açúcar. Aqueça em fogo baixo até o chocolate derreter e a mistura ficar homogênea.

> "Talvez fosse mais útil se eu transfigurasse o Sr. Potter e o senhor em um relógio de bolso?"
>
> — PROFESSORA MCGONAGALL
> *Harry Potter e a Pedra Filosofal*

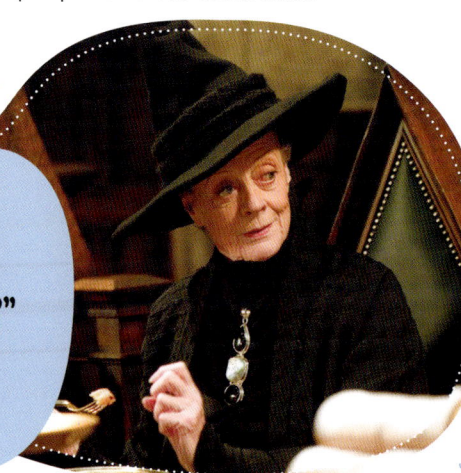

REFEIÇÕES

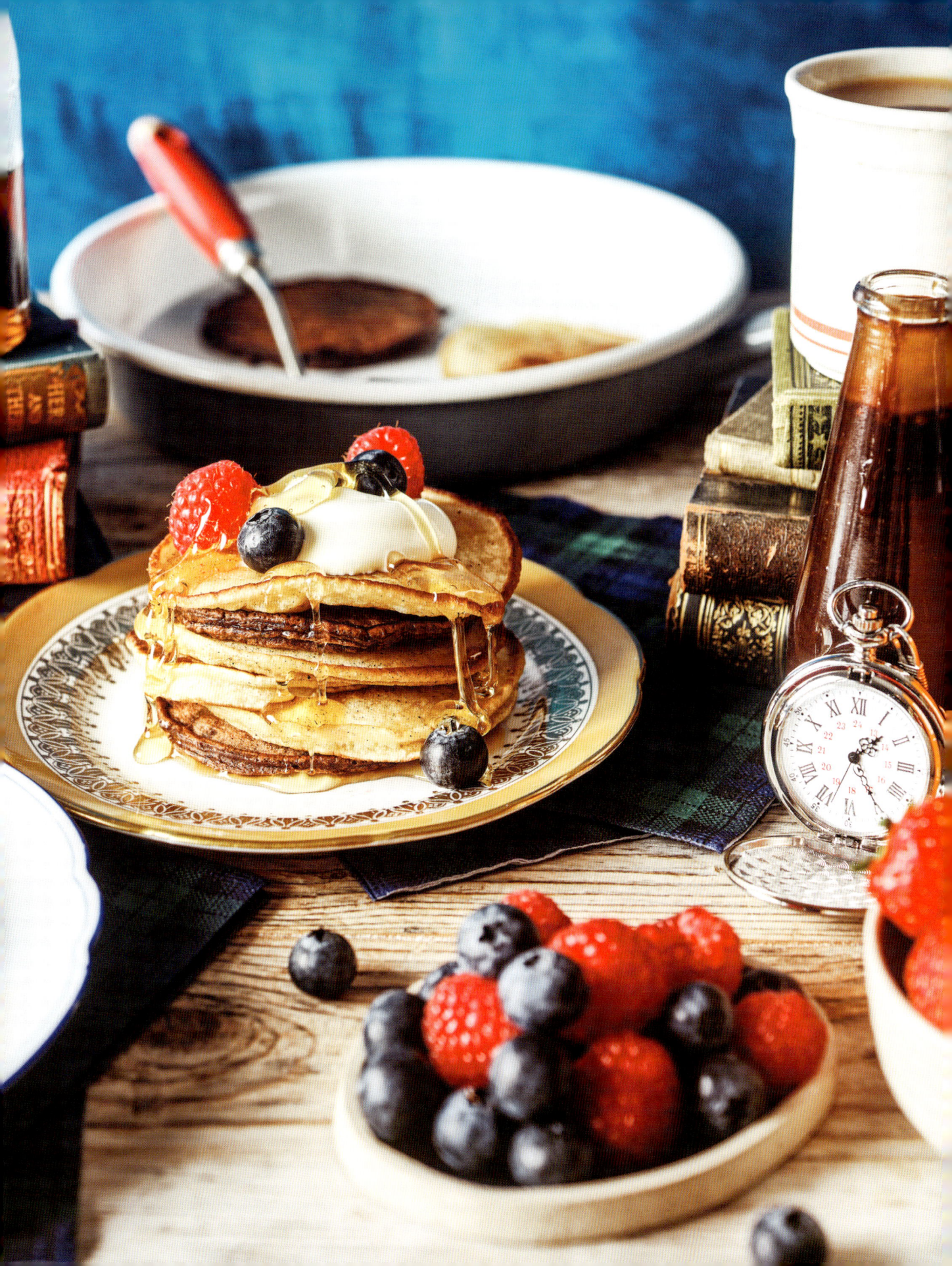

Ovos de Dragão de Hagrid

6 UNIDADES — **45 MINUTOS MAIS TEMPO DE RESFRIAMENTO** — **10 MINUTOS**

Quanto mais perigosa a criatura mágica, mais Hagrid gosta dela – e no mundo bruxo não há criaturas mais mortais que os dragões. Inspirados por Norberto, o dorso-cristado norueguês, adquirido e cuidado pelo guardião quando ainda estava em sua casca, estes ovos estampados são tão saborosos que com certeza não vão sobrar. Só esperamos que, para seu bem, um rabo-córneo húngaro não apareça!

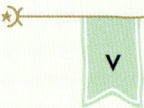

PARA OS OVOS

6 ovos grandes
4 saquinhos de chá preto
½ xícara/120 ml de molho shoyu

PARA O ACABAMENTO

Folhas de espinafre
1 xícara/100 g de biscoitinhos aperitivos, pretzels salgados ou palitinhos de trigo
Molho Thousand Island para servir

1. Coloque os ovos em uma panela pequena onde caibam bem. Despeje lentamente a água quente para cobri-los. Cozinhe por 5 minutos. Tire os ovos da água com uma colher e coloque-os dentro de uma tigela com água gelada, para que esfriem depressa. Gire suavemente os ovos numa superfície até que estejam totalmente rachados, sem esquecer as partes superiores e inferiores!

2. Adicione os saquinhos de chá à panela e volte a ferver. Retire os saquinhos de chá quando a água estiver marrom-escura, espremendo o máximo de líquido possível com uma colher de chá na lateral da panela. Adicione o molho shoyu e mergulhe os ovos com cuidado. Cozinhe por mais 5 minutos e deixe que esfriem completamente no líquido.

3. Retire com cuidado as cascas dos ovos para revelar as claras marmorizadas. Espalhe as folhas de espinafre em um prato grande e coloque os ovos no centro. Distribua os biscoitinhos ao redor dos ovos para fazer um ninho. Sirva com o molho.

DICA TOP

O molho Thousand Island é muito fácil de fazer. Basta bater junto ⅓ de xícara/75 g de maionese em uma tigela com 2 colheres de chá de extrato de tomate ou ketchup, ¼ de colher de chá de chili em pó suave e algumas gotas de suco de limão.

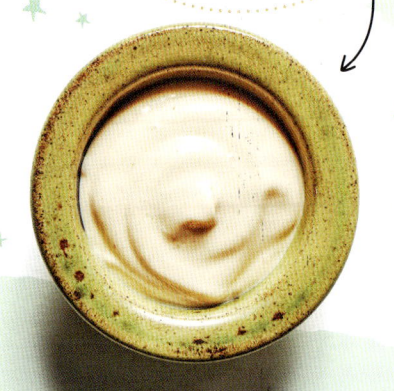

FATO MÁGICO

Norberto, o bebê dorso-cristado norueguês, foi inteiramente gerado por computador pela habilidosa equipe de efeitos visuais de *Harry Potter e a Pedra Filosofal*.

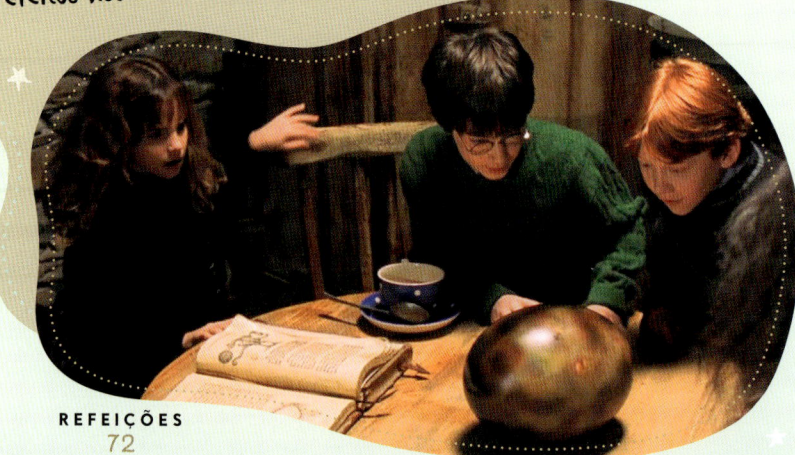

REFEIÇÕES

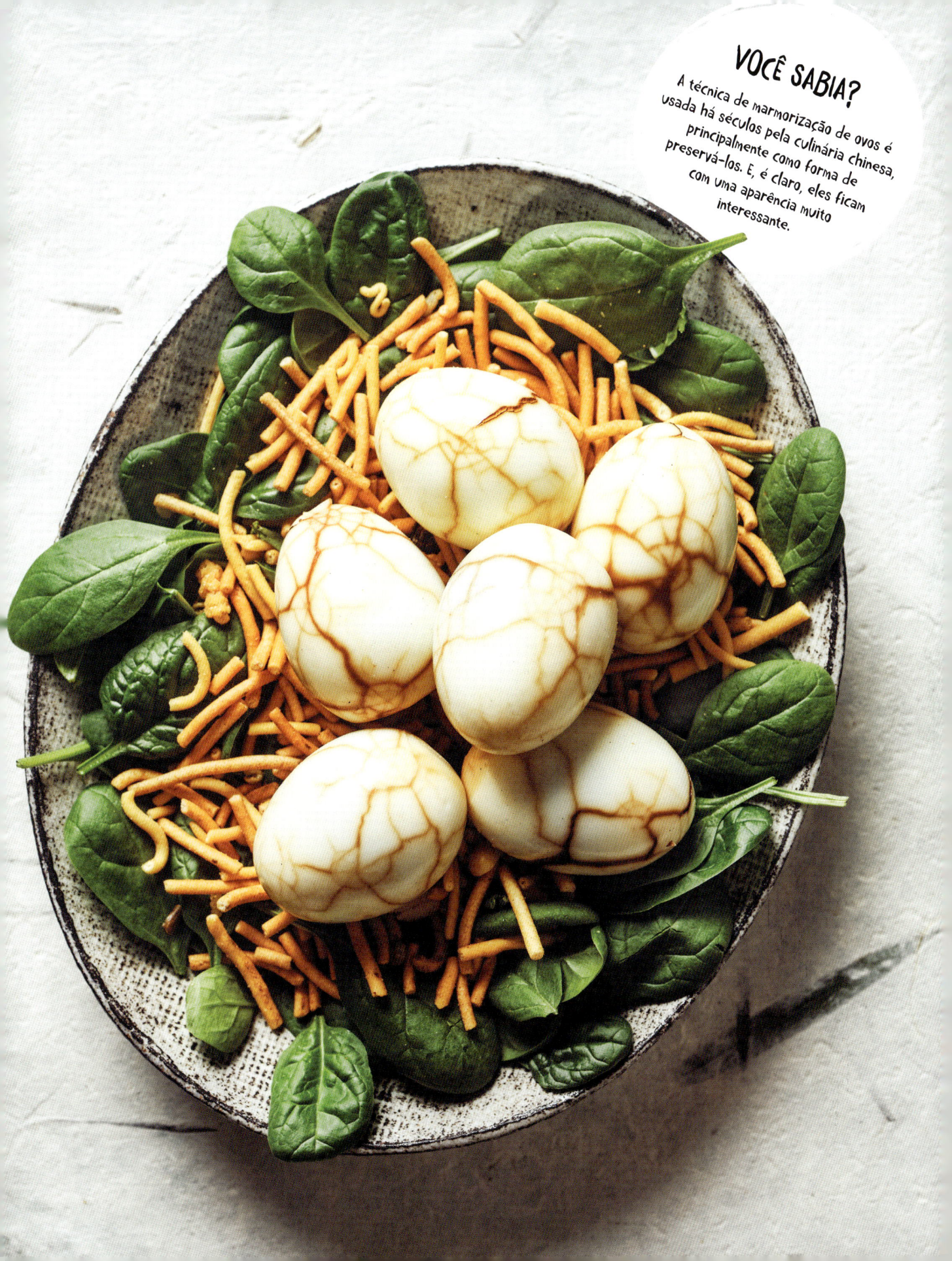

VOCÊ SABIA?
A técnica de marmorização de ovos é usada há séculos pela culinária chinesa, principalmente como forma de preservá-los. E, é claro, eles ficam com uma aparência muito interessante.

TORRADAS DO MENINO QUE SOBREVIVEU

🍽 1 UNIDADE   🕙 10 MINUTOS   🔥 5 MINUTOS

Cicatriz de raio. (Confere.) Óculos. (Confere.) Cabelo rebelde. (Confere.) Esta receita divertida e fácil de seguir mostra como recriar as marcas registradas de Harry Potter... em forma de sanduíche. Recomendamos presunto e queijo para o recheio porque a combinação é simplesmente deliciosa, mas queijo com cebola fatiada também é uma opção saborosa. E os óculos de berinjela proporcionam um toque vegetariano bem-vindo.

---

2 fatias de pão integral ou branco

Um pouco de manteiga para passar e fritar

2 fatias de presunto

2-3 fatias de queijo cheddar

2 fatias muito finas de berinjela, cada uma com cerca de 4 cm de diâmetro

4 colheres de sopa de molho barbecue

EQUIPAMENTO ESPECIAL

Cortador de biscoitos de 3 cm

Saco de confeitar pequeno de papel ou plástico

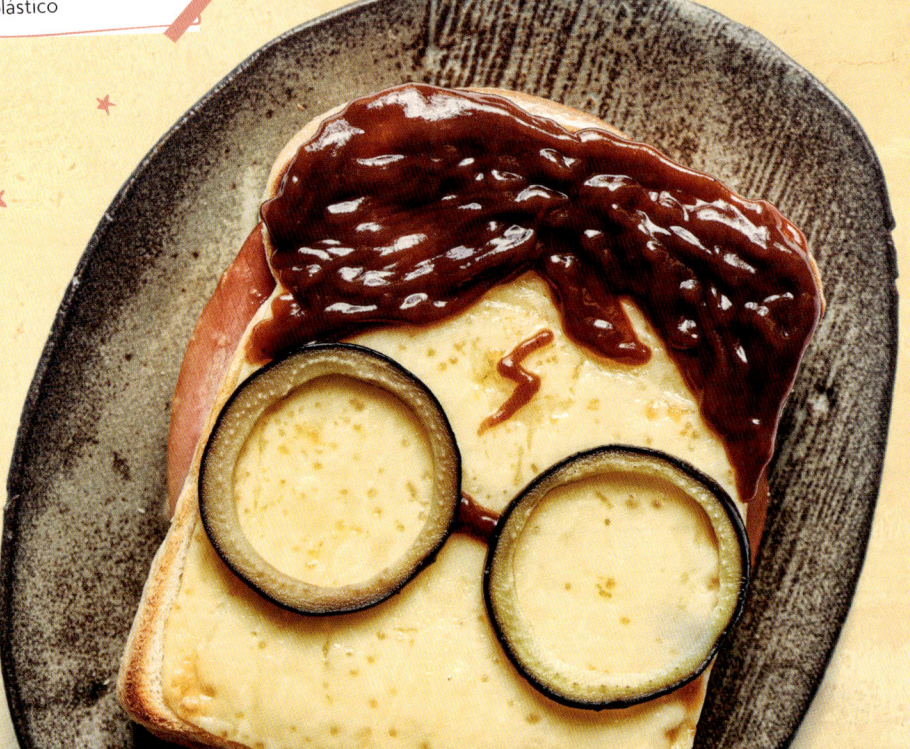

---

1. Passe manteiga no pão e recheie o sanduíche com o presunto e uma das fatias de queijo.

2. Aqueça um pouco de manteiga em uma frigideira pequena e frite as rodelas de berinjela por alguns minutos de cada lado para amolecer. Tire-as da frigideira e ponha sobre uma tábua. Corte-as usando um cortador de biscoitos de 3 cm. Ponha o sanduíche na frigideira e frite por 1 minuto para torrar a base.

3. Preaqueça a grelha ou o broiler do forno em temperatura alta. Cubra o resto do sanduíche com as fatias de queijo restantes e grelhe rapidamente para derreter o queijo. Disponha os dois círculos de berinjela no sanduíche.

4. Coloque o molho barbecue em um pequeno saco de confeitar e corte a ponta. Use-o para desenhar a ponte dos óculos e a cicatriz de Harry. Com o molho restante, faça o cabelo.

DICA TOP

Se você não tiver um saco de confeitar de papel ou plástico, coloque o molho em um pequeno saco plástico de alimento ou saco de sanduíche. Torça o saco para reter o molho no canto e corte uma pequena ponta do saco para aplicar.

FATO MÁGICO

Ao longo dos oito filmes, a famosa cicatriz de Harry foi aplicada na testa do ator Daniel Radcliffe cerca de 5.800 vezes. Uau!

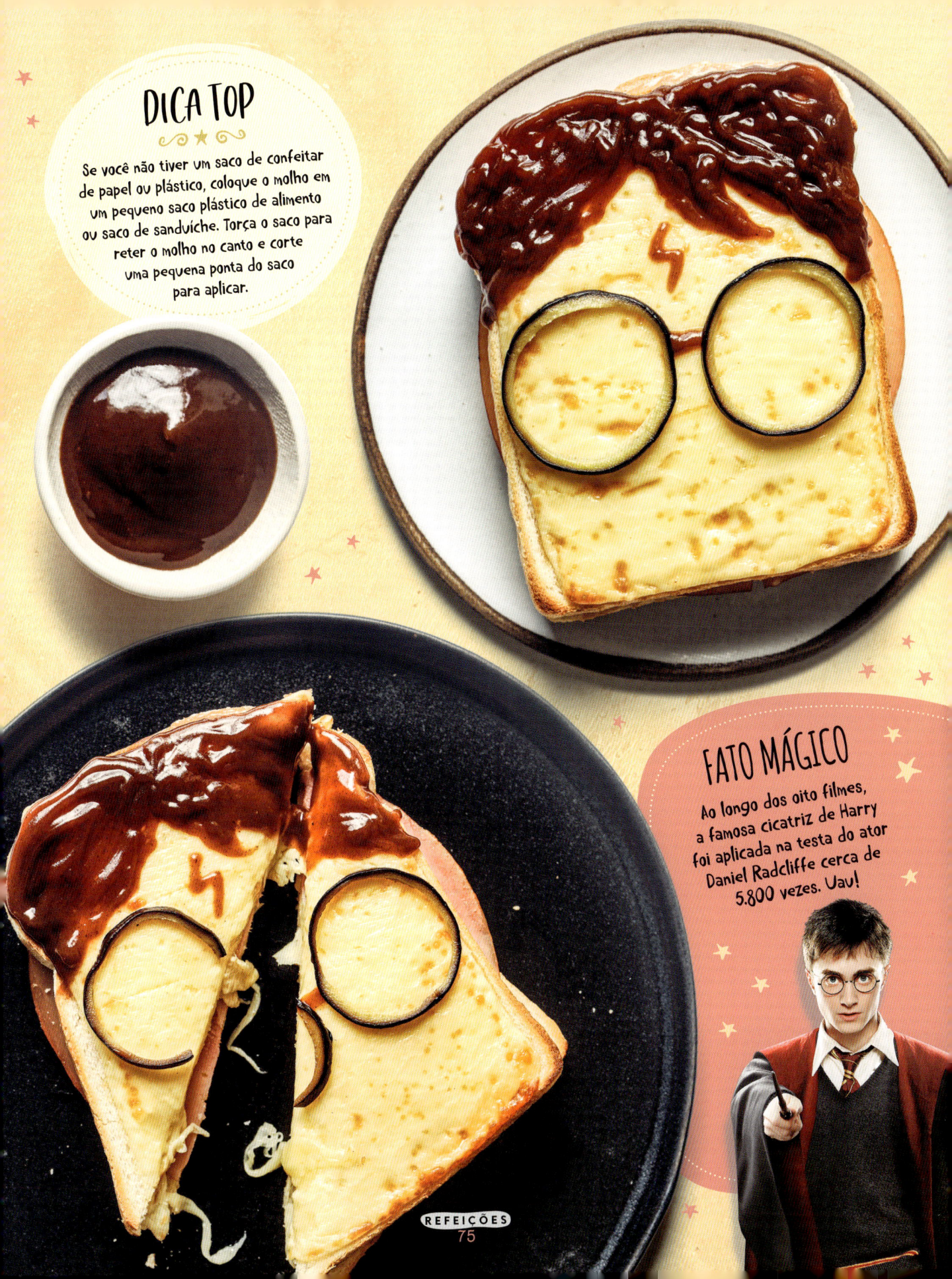

CORREIO-CORUJA MASTIGÁVEL

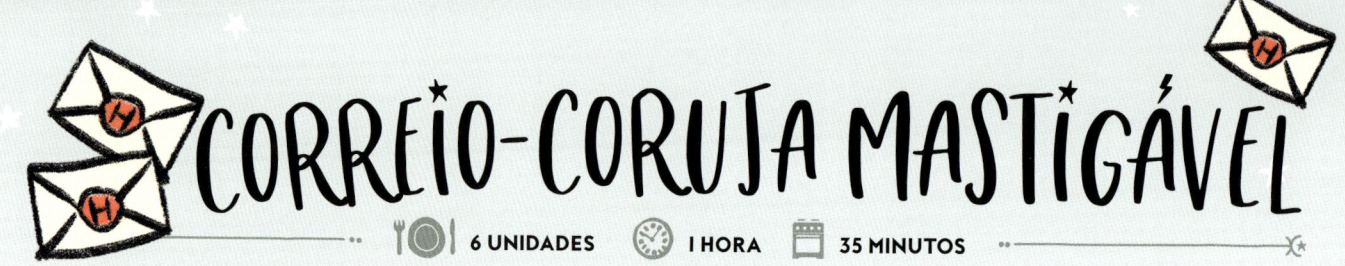

6 UNIDADES · 1 HORA · 35 MINUTOS

O correio bruxo é um pouco diferente da correspondência trouxa, como Harry descobre com alegria quando uma coruja entrega sua primeira carta na rua dos Alfeneiros, número 4 (apesar de ser impedido de lê-la pelo Sr. Dursley). Dobradas em forma de envelopes, estas deliciosas guloseimas recheadas com linguiça defumada e pimentão serão recebidas com igual entusiasmo por sua família e amigos. Se você não quiser fazer seus próprios crepes, pode usar tortilhas grandes.

PARA OS CREPES
- 1 xícara/125 g de farinha de trigo tradicional
- 1 ovo grande
- 1 1/3 xícara/340 ml de leite
- Óleo vegetal para fritar

PARA O RECHEIO
- 2 pimentões vermelhos
- 1 colher de sopa de óleo vegetal
- 1 cebola-roxa grande cortada em cubos
- 1 xícara/120 g de linguiça defumada picada
- ¼ de xícara/75 g de molho de tomate pronto
- ¼ de xícara/75 g de conserva de pimentão vermelho, tomate, milho-doce ou cebola

PARA O ACABAMENTO
- Caneta culinária preta

EQUIPAMENTO ESPECIAL
Cortador de metal redondo pequeno, com cerca de 2,5 cm de diâmetro

1. Para fazer os crepes, coloque a farinha numa tigela grande e faça um buraco no centro. Quebre o ovo e adicione um pouco de leite dentro dele. Use um fouet para bater o ovo e o leite, incorporando aos poucos a farinha. Despeje lentamente o leite restante, mexendo até obter uma massa completamente lisa.

2. Aqueça um pouco de óleo na frigideira até ficar bem quente, inclinando a panela para espalhar o óleo por toda a superfície. Adicione uma concha cheia de massa e incline a panela para que a massa preencha o fundo. Cozinhe por cerca de 1 minuto até que a parte inferior do crepe esteja dourada. Use uma espátula para virá-lo e cozinhe rapidamente. Passe o crepe para um prato grande. Faça mais cinco crepes do mesmo modo, colocando um pouco mais de óleo na frigideira a cada vez.

3. Para o recheio, corte três pequenos círculos de um pimentão com o cortador e separe para decoração. Corte em cubos o que restar dos pimentões. Numa frigideira, aqueça o óleo e frite ligeiramente a cebola, o pimentão e a linguiça por 8 minutos, mexendo sempre. Junte o molho de tomate e as conservas e retire do fogo.

Continua na página 78

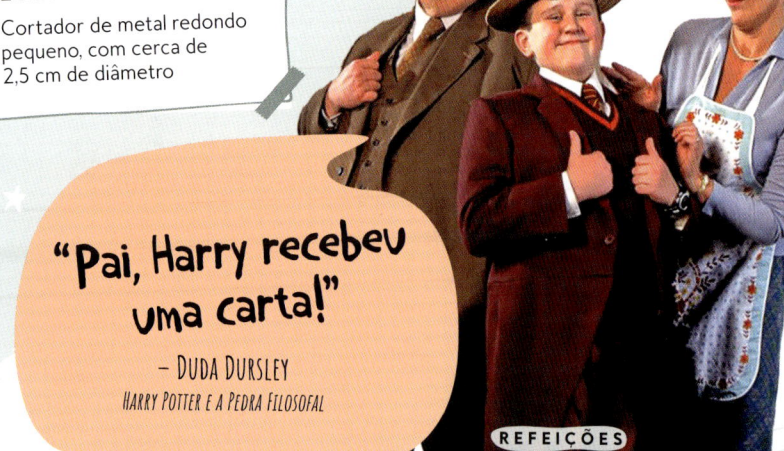

> "Pai, Harry recebeu uma carta!"
> – DUDA DURSLEY
> *Harry Potter e a Pedra Filosofal*

DICA TOP

Em vez de fazer a massa do crepe em uma tigela, você pode colocar todos os ingredientes em um processador de alimentos e bater até ficar homogêneo.

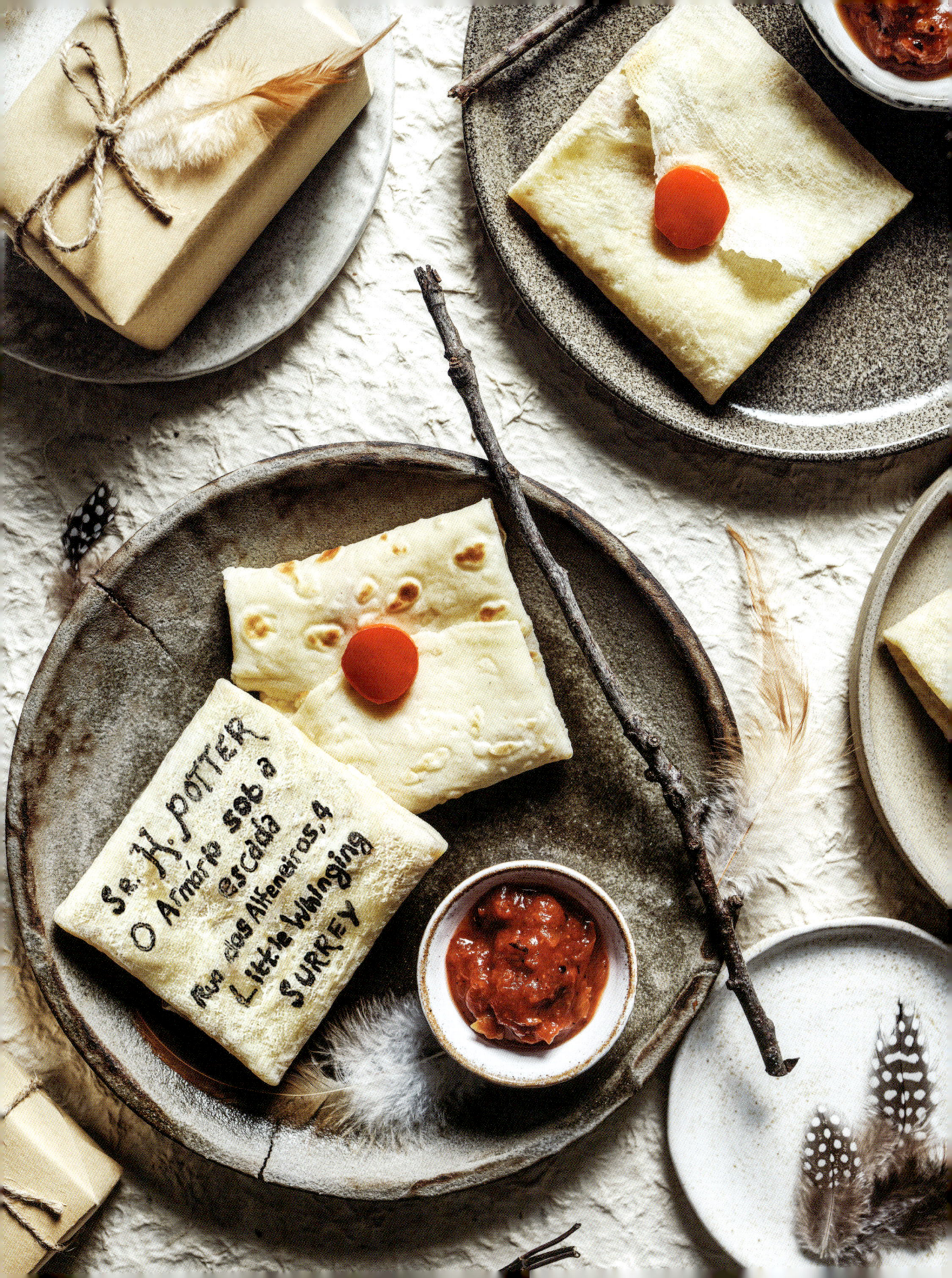

Sr. H. Potter
O Armário sob a escada
Rua dos Alfeneiros, 4
Little Whinging
SURREY

Como dobrar o envelope de crepe

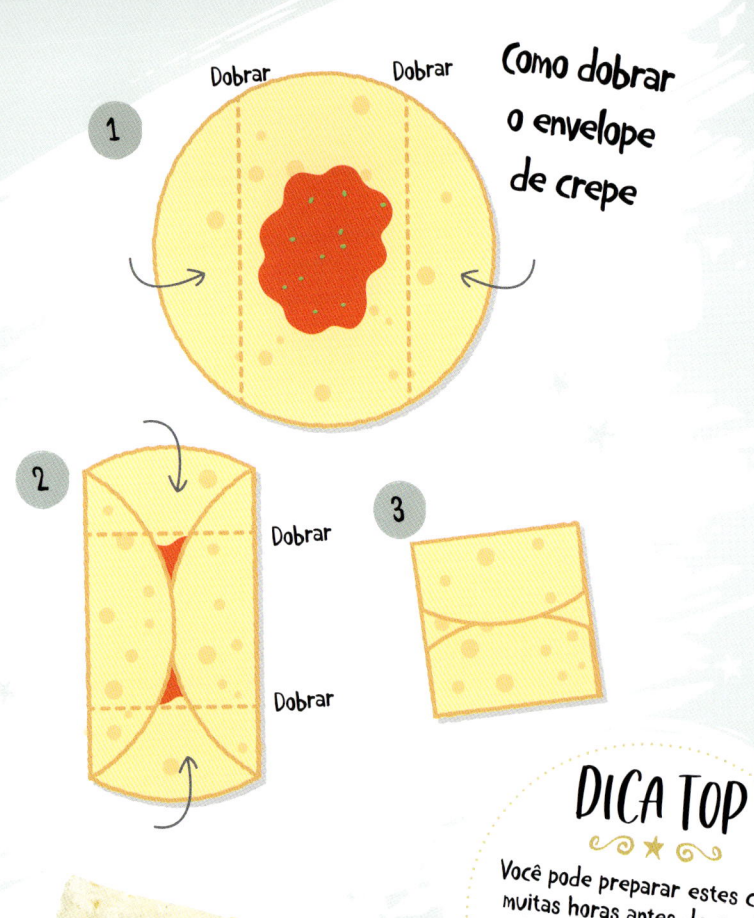

1 Dobrar — Dobrar

2 Dobrar — Dobrar

3

4. Preaqueça o forno a 200º C. Forre uma assadeira com papel-manteiga. Coloque os crepes na superfície de trabalho com os lados mais claros voltados para baixo. Acrescente o recheio no centro de cada um e achate levemente. Dobre dois lados opostos dos crepes sobre o recheio até que quase se encontrem. Pressione suavemente. Dobre a parte inferior para cima e a parte superior para baixo envolvendo o recheio e fazendo um formato retangular. Transfira três quadrados para a assadeira e posicione um círculo de pimentão vermelho no centro de cada um.

5. Vire os três crepes restantes e escreva o endereço de Harry usando a caneta culinária. Coloque-os na assadeira e leve ao forno durante 12 minutos. Sirva quente.

DICA TOP

Você pode preparar estes crepes muitas horas antes de comê-los. Monte e decore, depois leve à geladeira, na assadeira, para que estejam prontos para ir ao forno imediatamente antes da hora de servir.

Endereço de Harry
(caso você precise de um pequeno lembrete)

Sr. H. Potter.
O Armário sob a Escada.
Rua dos Alfeneiros, 4
Little Whinging,
Surrey

REFEIÇÕES

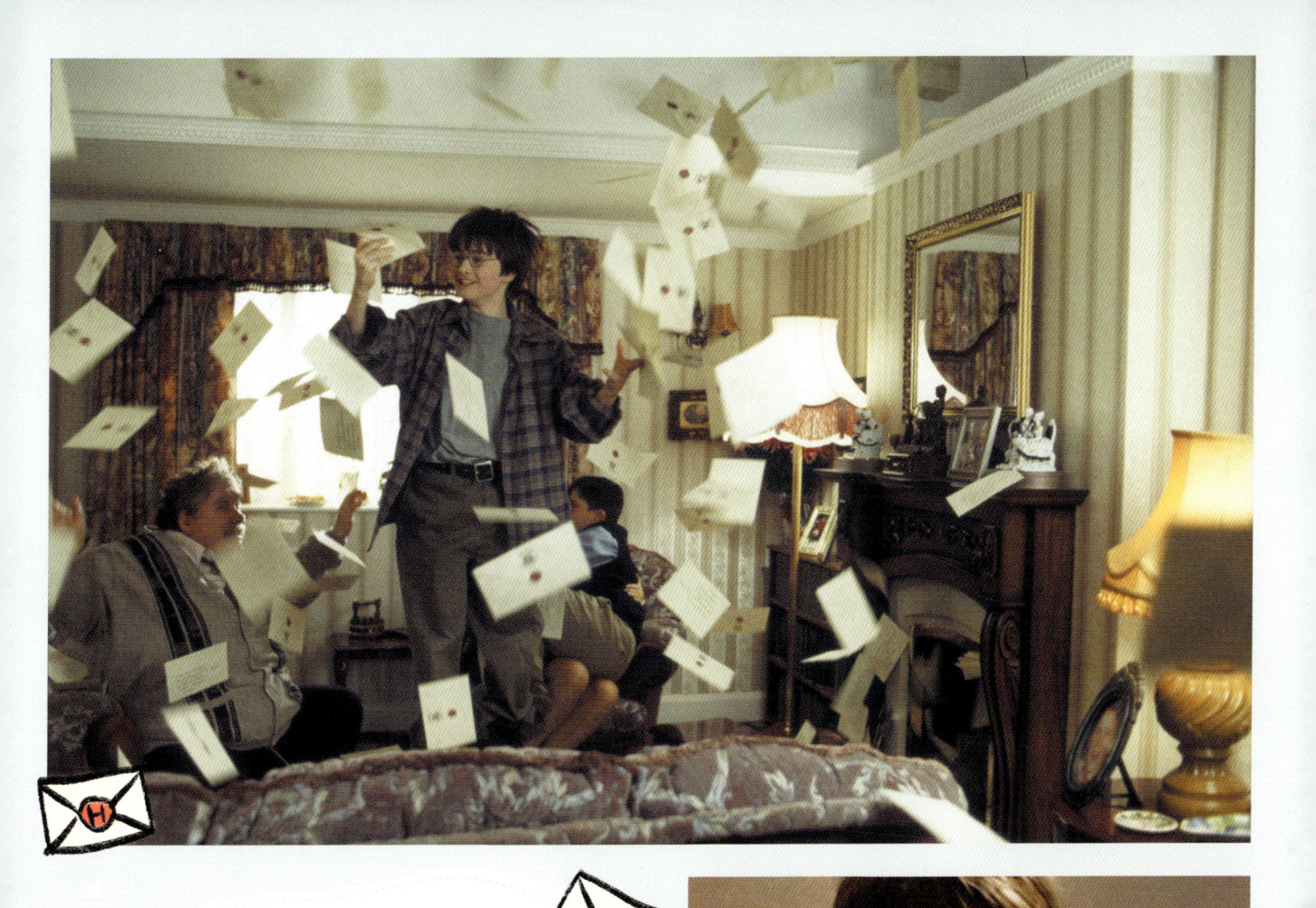

FATO MÁGICO

Para a cena em que centenas de cartas voam pela sala de estar dos Dursley, a equipe de produção imprimiu mais de 10.000 envelopes com o endereço de Harry. Os envelopes eram particularmente leves para que pudessem esvoaçar com facilidade.

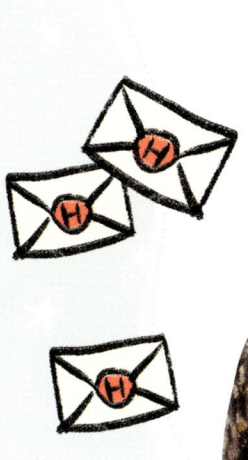

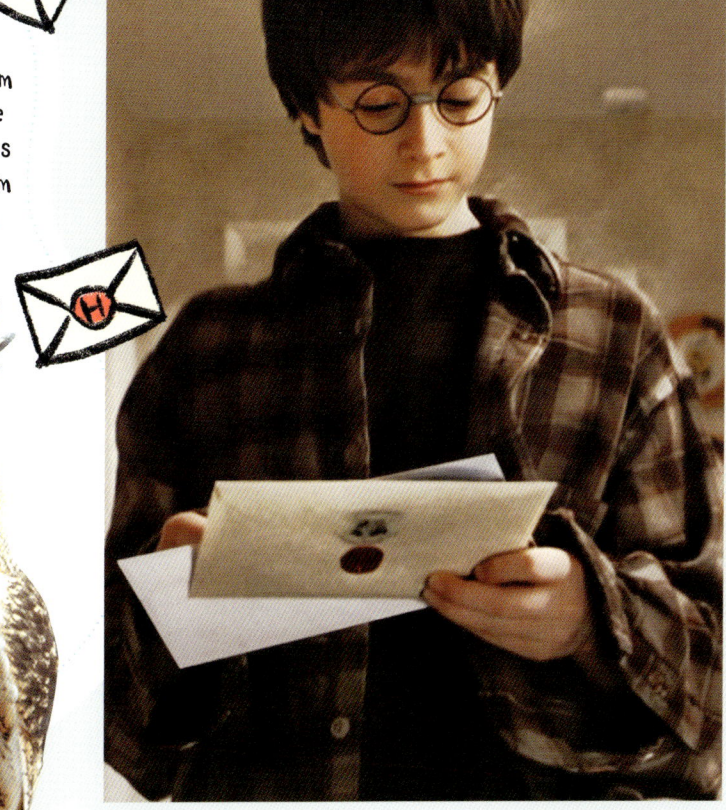

SANDUÍCHE GIGANTE DO CALDEIRÃO

4 A 6 PORÇÕES · **45 MINUTOS** · **2 MINUTOS**

Além das vestes e dos livros didáticos, os alunos do primeiro ano de Hogwarts devem comprar um caldeirão, que usam para preparar poções – muitas vezes com resultados imprevisíveis que deduzem pontos de suas casas. Em comparação, esta iguaria especial para a hora do almoço, inspirada no caldeirão, é tudo menos um desastre. De presunto e alface a abacate e pepino, contém camadas e mais camadas de deliciosos ingredientes, que são revelados um a um ao fatiá-lo. Hum!

- 1 pão redondo pequeno com cerca de 18 cm de diâmetro
- Manteiga em temperatura ambiente para espalhar
- 8 a 10 fatias de presunto
- ¼ de um pepino em fatias finas
- 1 abacate grande em fatias finas
- 4-6 colheres de sopa de molho de tomate
- Folhas de alface

PARA DECORAR
- ¼ de xícara/45 g de milho
- 3 cenouras grandes

1. Segurando uma faca de pão horizontalmente, corte uma fatia fina do topo do pão. Use uma colher grande de metal para retirar o máximo possível do miolo macio, deixando a casca fina e crocante. Tente manter o máximo do miolo do pão inteiro, para que, depois, você possa cortar uma fatia dele. Espalhe manteiga no interior do pão. Você pode achar mais fácil fazer isso com as costas de uma colher.

2. Coloque um terço das fatias de presunto na base do pão. Cubra com metade do pepino e do abacate e espalhe metade do molho. Disponha por cima metade das folhas de alface e depois a metade restante do presunto.

3. Corte uma fatia do miolo do pão da melhor maneira possível. (Talvez seja necessário fazer uma colcha de retalhos de pedaços.) Passe manteiga na parte de baixo, coloque sobre o presunto e depois passe manteiga na parte de cima. Coloque os ingredientes restantes no pão, terminando com uma camada de presunto. Embrulhe e leve à geladeira até a hora de servir.

4. Para decorar seu sanduíche, cozinhe o milho em água fervente por 2 minutos e depois escorra, ou use alguns grãos de milho cozido em lata. Com um descascador de legumes, raspe quantas tiras de cenoura você puder. Empilhe-as em um prato grande e espalhe-as em uma camada espessa. Você pode separar algumas e cortar as pontas de modo que lembrem chamas. Posicione o pão e arrume as fitas cortadas de forma que lambam as laterais do caldeirão. Espalhe o milho por cima da camada superior de presunto e sirva.

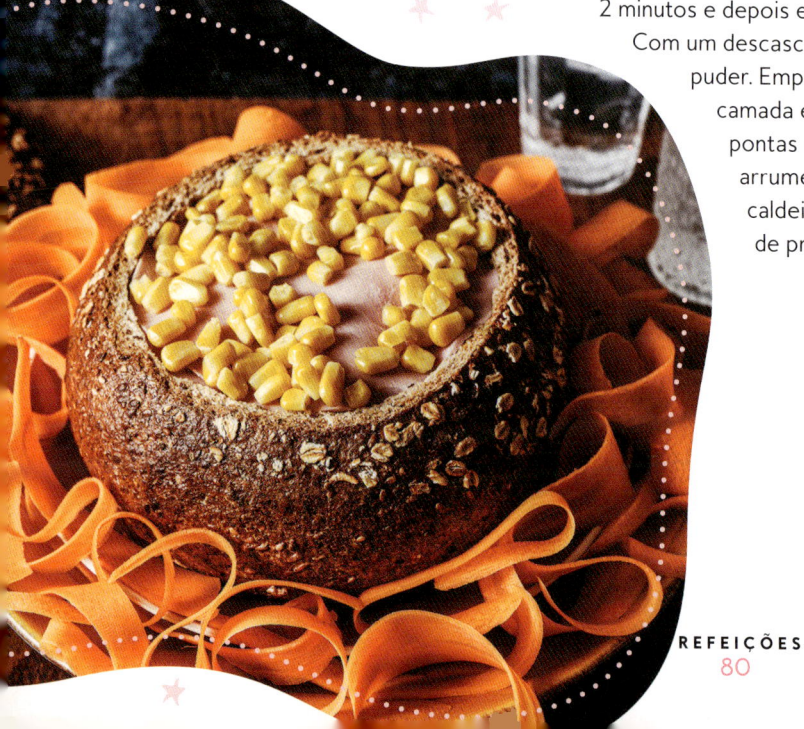

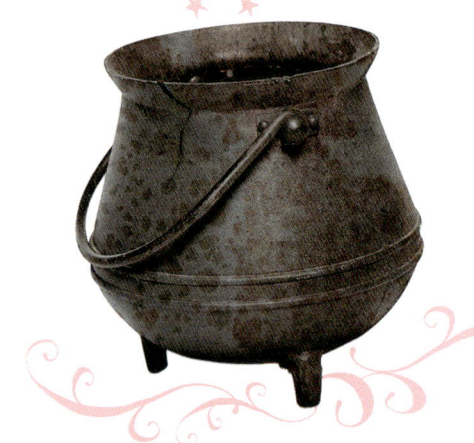

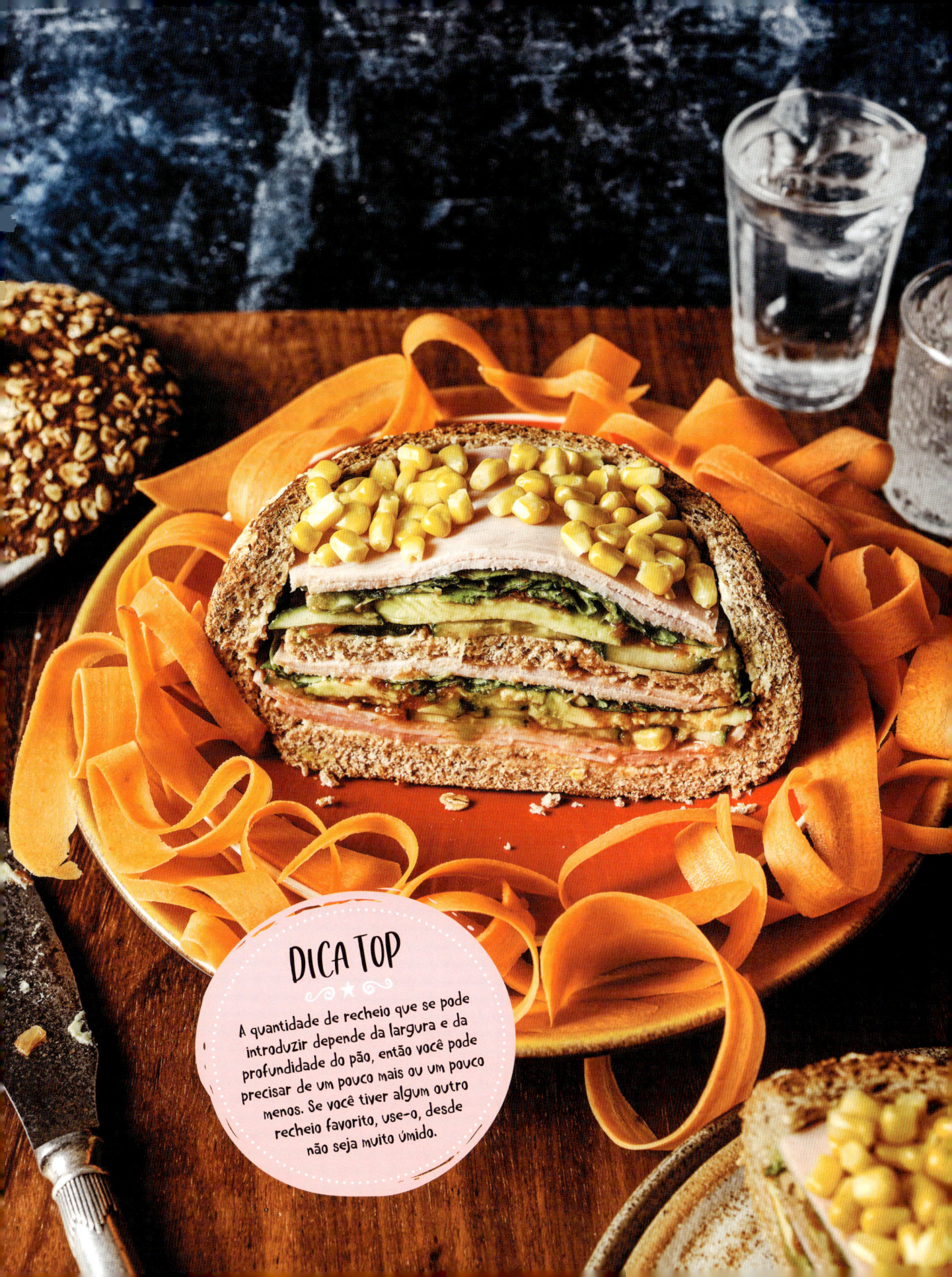

DICA TOP

A quantidade de recheio que se pode introduzir depende da largura e da profundidade do pão, então você pode precisar de um pouco mais ou um pouco menos. Se você tiver algum outro recheio favorito, use-o, desde não seja muito úmido.

BATATAS ASSADAS DE FOFO

🍽 3 PORÇÕES   ⏱ 30 MINUTOS   🍳 1 HORA E 15 MINUTOS

Esta receita criativa mostra como criar sua própria versão de Fofo, o enorme cachorro de três cabeças que, definitivamente, ladra e morde – basta perguntar ao professor Snape, que ficou do lado errado da fera em *Harry Potter e a Pedra Filosofal*. Com presas e garras de rabanete, estas batatas assadas saborosas e muito saudáveis podem parecer um pouco assustadoras, mas basta tocar uma música suave ao comer e você ficará bem.

V **SG**

- 3 batatas para assar de tamanho semelhante
- 2 colheres de sopa de azeite
- Uma boa pitada de sal
- 4 batatas pequenas
- 2 tiras longas de casca de berinjela
- Rabanetes
- 3 colheres de sopa de molho barbecue
- 6 alcaparras
- 3 azeitonas pretas pequenas

EQUIPAMENTO ESPECIAL
Saco de confeitar pequeno de papel ou plástico

1. Preaqueça o forno a 200º C. Coloque as batatas em uma assadeira e pincele com a maior parte do azeite. Tempere com sal e leve ao forno por 30 minutos. Adicione as batatinhas à forma, pincele com o restante do azeite e leve ao forno por mais 20 minutos. Por fim, coloque a berinjela na forma e leve ao forno por mais 10 minutos ou até que todas as batatas fiquem bem macias ao serem furadas com uma faca. Deixe esfriar o suficiente para manusear.

2. Transfira as batatas maiores para uma tábua. Use as mãos (embrulhadas em um pano de prato se as batatas ainda estiverem quentes) para achatar uma das extremidades das batatas e criar um formato de focinho. Disponha as batatas em uma travessa refratária rasa, colocando as batatinhas no lugar das patas.

3. Corte seis formas triangulares da berinjela para fazer as orelhas. Faça dois cortes em cima de cada batata e coloque os pedaços no lugar. Corte fatias finas de rabanete e recorte formas ovais para fazer os olhos. Corte as presas das fatias de rabanete e pequenas garras a partir da casca do rabanete. Faça mais cortes perto da base das batatas e empurre as presas, depois posicione as garras.

4. Coloque o molho barbecue em um saco de confeitar pequeno e corte a ponta para que o molho possa ser aplicado em uma linha fina. Use gotas do molho para fixar os olhos no lugar e, em seguida, adicione alcaparras para o centro dos olhos. Use mais molho para prender o nariz de azeitona preta. Por fim, decore os olhos e as patas com molho.

5. Devolva as batatas ao forno por 5 a 10 minutos para aquecer antes de servir.

FATO MÁGICO

Fofo tem um ponto fraco: ouvir música. Isso o faz cair no sono!

REFEIÇÕES

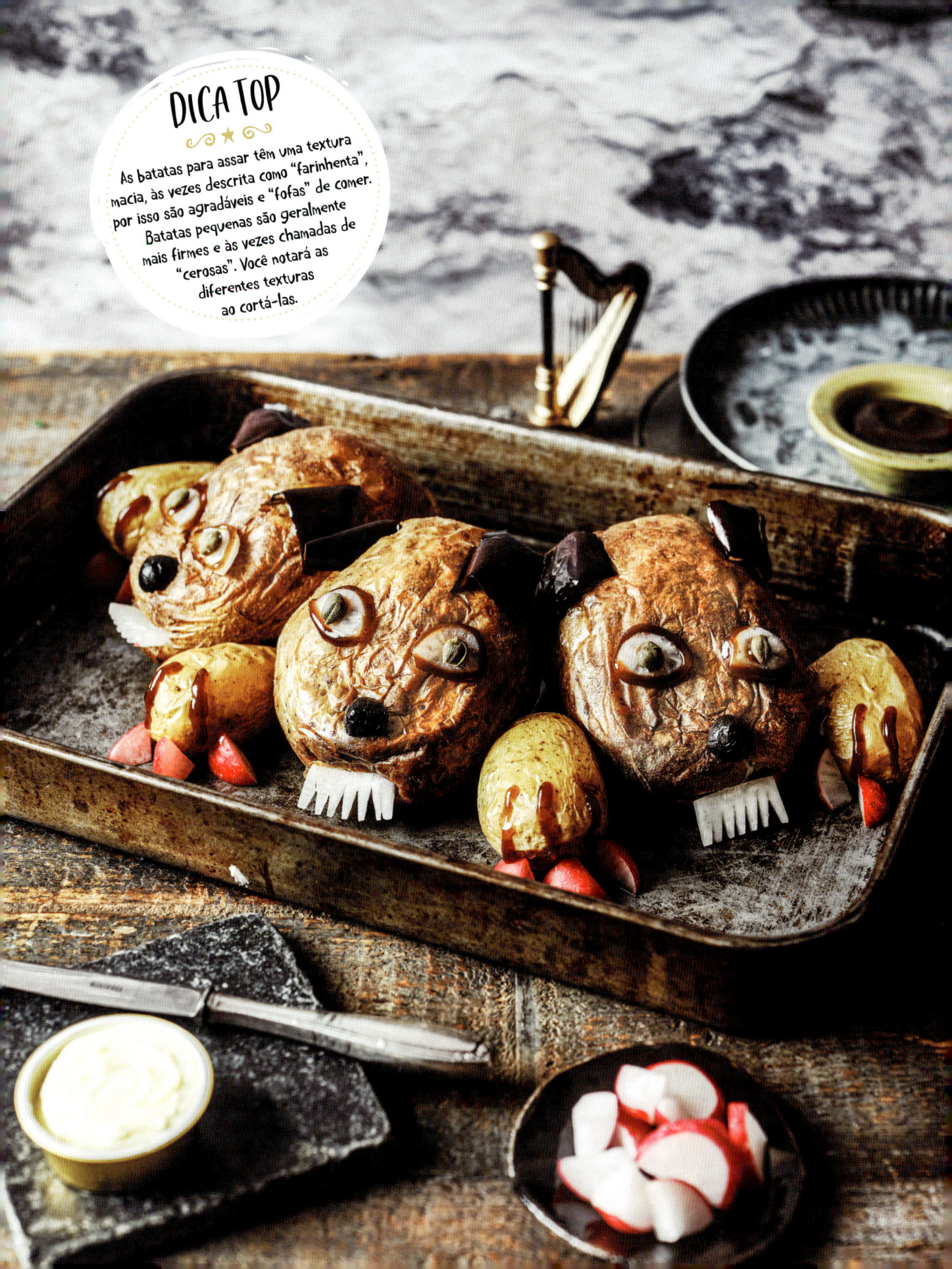

DICA TOP

As batatas para assar têm uma textura macia, às vezes descrita como "farinhenta", por isso são agradáveis e "fofas" de comer. Batatas pequenas são geralmente mais firmes e às vezes chamadas de "cerosas". Você notará as diferentes texturas ao cortá-las.

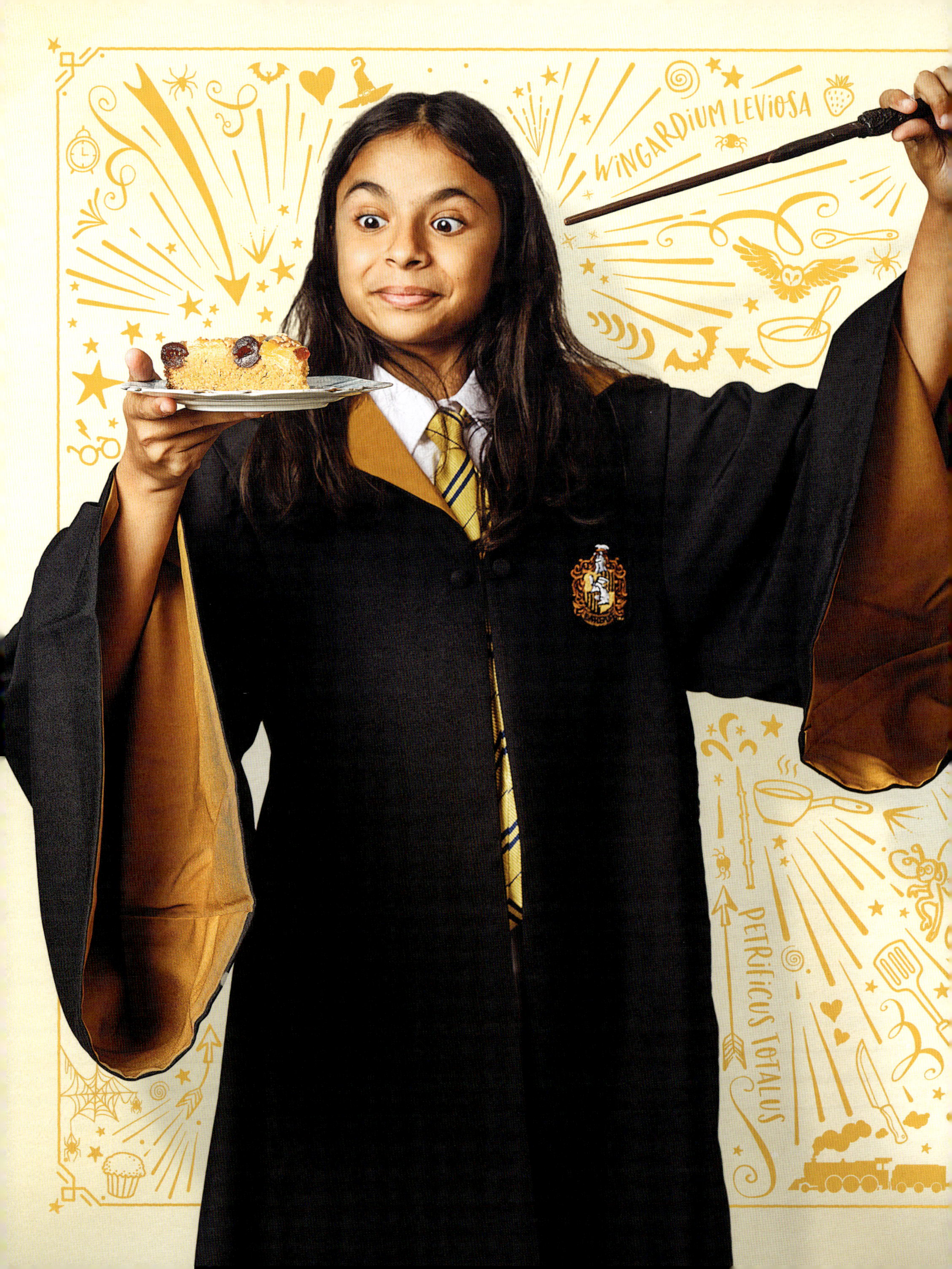
WINGARDIUM LEVIOSA
PETRIFICUS TOTALUS

SOBREMESAS & DOCES

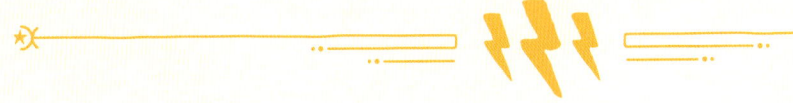

"Eu mesmo que fiz, as palavras e tudo!"

RÚBEO HAGRID

Se você adora doces, vai gostar especialmente desta seção. Está cheia de delícias açucaradas... um pouco como a loja de doces Dedosdemel, na verdade!

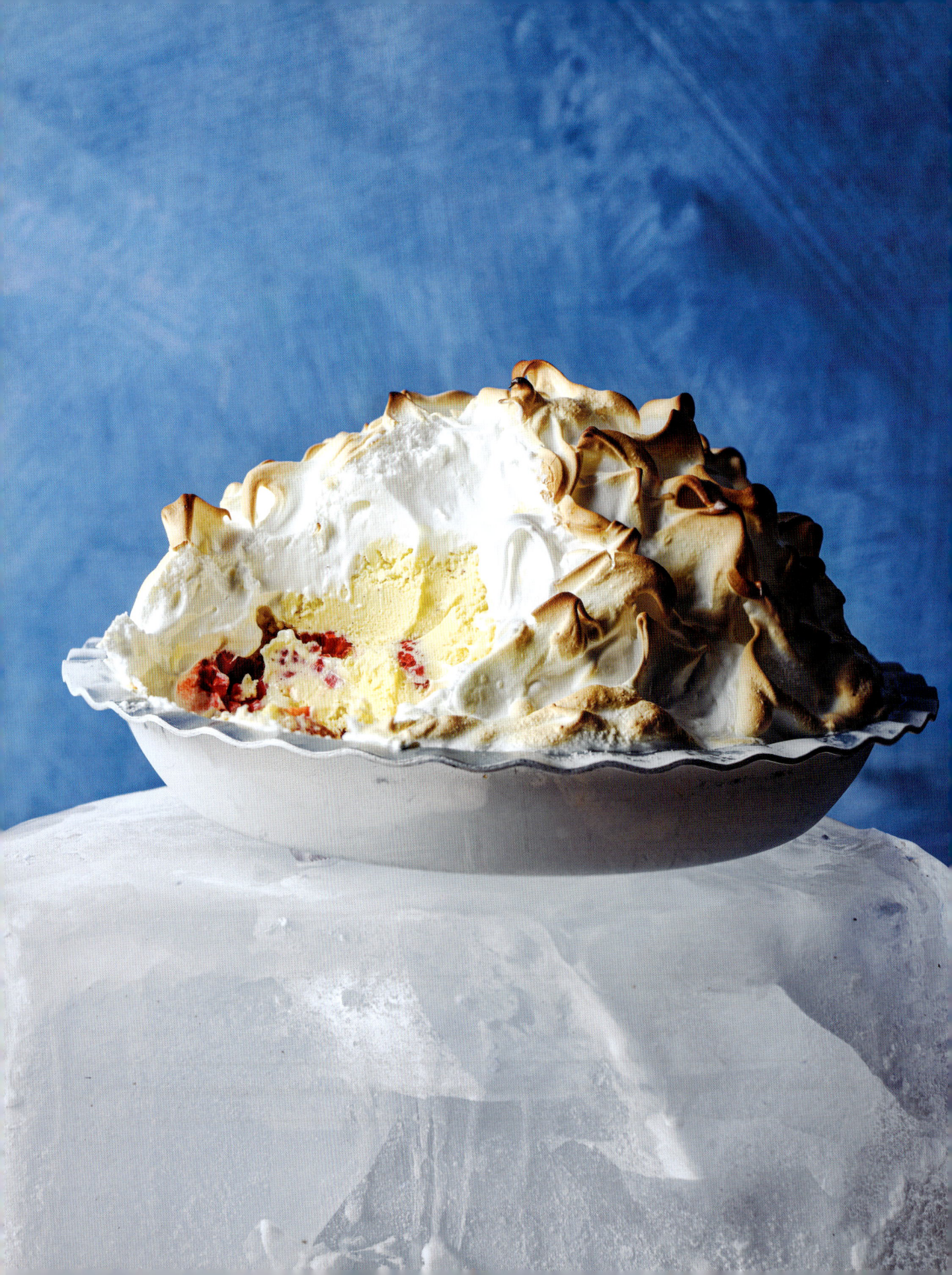

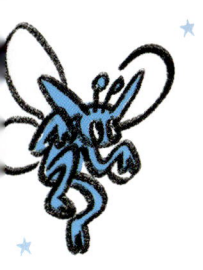

TORTA IMMOBULUS

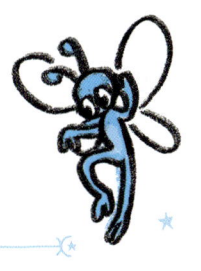

8-10 PORÇÕES · **45 MINUTOS MAIS TEMPO DE CONGELAMENTO** · **3-5 MINUTOS**

Com uma cobertura de merengue que vai aqui, ali e em todos os lugares, esta sobremesa divertida parece ter sido congelada em movimento – um pouco como os travessos duendes da Cornualha em *Harry Potter e a Câmara Secreta* quando Hermione lança o feitiço paralisante *Immobulus*. A massa, a fruta e o sorvete de baunilha no centro também o farão parar... mas só porque é muito delicioso.

Ingredientes

- 1 pão de ló comprado pronto, cerca de 350 g
- 4 colheres de sopa de geleia de framboesa ou morango
- 1 litro de sorvete de baunilha
- 1 ½ xícara/180 g de framboesas frescas ou congeladas cortadas pela metade
- 4 claras de ovo grandes
- 1 ⅛ xícara/225 g de açúcar granulado

EQUIPAMENTO ESPECIAL

Prato refratário raso ou forma com cerca de 25 cm de diâmetro
Colher de sorvete (opcional)

DICA TOP

Esta torta é semelhante a uma receita muito retrô chamada Baked Alaska [Alaska assado]. Você pode misturar e combinar os sabores usando diferentes bases de pão de ló, como chocolate, café ou coco. O sorvete pode ser de qualquer um dos seus sabores preferidos. O segredo é garantir que esteja bem sólido antes de cobrir com o merengue e assar.

Modo de preparo

1. Primeiro, certifique-se de ter espaço suficiente no freezer para caber um prato refratário raso redondo de 25 cm ou uma forma que receberá as camadas de recheio. Corte o pão de ló grosseiramente e coloque-o na base da forma. Espalhe a geleia.

2. Use uma colher de sopa ou de sorvete para adicionar um pouco do sorvete em cima, espalhando framboesas dentro e ao redor do sorvete. Continue a colocar camadas de sorvete e frutas. Não precisa ficar perfeito, desde que você faça um formato abobadado no centro. Coloque no freezer até o passo 4.

3. Coloque as claras em uma tigela grande e bem limpa e bata com uma batedeira elétrica portátil até formar picos. Adicione uma colher de sopa de açúcar e bata novamente por 10 segundos. Adicione outra colher de açúcar. Continue batendo a mistura, adicionando aos poucos o açúcar restante da mesma maneira, até o merengue ficar espesso e brilhoso.

4. Despeje o merengue sobre o sorvete e espalhe em uma camada uniforme até que a sobremesa esteja completamente coberta. Certifique-se de que não haja áreas finas de merengue com o sorvete aparecendo. Use a parte de trás de uma colher para criar picos em todo o merengue. Devolva a sobremesa ao freezer por, pelo menos, 1 hora.

5. Para servir, transfira o prato para a geladeira por cerca de 1 hora. Preaqueça o forno a 240º C. Abaixe a grade do forno, se necessário, para que haja espaço suficiente para o merengue. Transfira a torta para o forno e asse por 3-5 minutos até que os picos do merengue estejam dourados. Você vai precisar observar com atenção, pois o merengue pode passar do ponto bem depressa! Sirva imediatamente.

TORTA GOTAS DE LIMÃO MÍSTICA DE DUMBLEDORE

6 PORÇÕES · 25 MINUTOS · 30 MINUTOS

Todo mundo sabe que o diretor de Hogwarts, Alvo Dumbledore, tem um fraco por doces e que seu favorito absoluto são as gotas de limão azedinhas. Ele daria, com toda certeza, seu selo de aprovação mágico a este doce de forno incrivelmente bem bolado. É uma mistura batida com sabor de limão que se separa enquanto está assando e produz uma cobertura doce e fofa e uma camada marcante por baixo. Como mágica, na verdade!

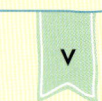

- 2 limões sicilianos grandes
- 1 xícara/200 g de açúcar granulado
- 55 g de manteiga em temperatura ambiente
- 2/3 de xícara/85 g de farinha de trigo tradicional
- 3 ovos grandes com as claras separadas das gemas
- 1 1/3 xícara/340 ml de leite
- Açúcar de confeiteiro para polvilhar

1. Preaqueça o forno a 180º C. Use um ralador fino para ralar a parte externa da casca – as "raspas" – dos limões. Corte os limões ao meio e esprema o suco. Deve haver uma quantidade generosa, equivalente a 1/3 xícara/80 ml. Coloque o açúcar, a manteiga, a farinha, as raspas de limão e as gemas de ovo numa tigela com um pouco de leite e bata até que a massa fique clara e cremosa. Acrescente aos poucos o leite restante e o suco de limão, batendo sempre, até incorporar. Não se preocupe se a mistura começar a parecer um pouquinho coalhada nesta etapa!

2. Coloque as claras em uma tigela bem limpa e bata até formar picos suaves quando o batedor for retirado da tigela. Introduza as claras na mistura de limão. Usando uma colher grande de metal, acrescente as claras até incorporar bem a mistura (ver Dica Top).

3. Despeje em um recipiente refratário raso e coloque-o em uma assadeira. Coloque 2 cm de profundidade de água bem quente na assadeira. Transfira com cuidado para o forno e deixe lá por 30 minutos até crescer e criar uma crosta dourada. A superfície deve ficar um pouco maleável quando pressionada suavemente com os dedos. Sirva a torta quente e polvilhada com açúcar de confeiteiro.

DICA TOP

Ao adicionar claras em neve à massa, os ingredientes são "combinados" com delicadeza, em vez de batidos, para não perder toda a leveza das claras. Usando uma colher grande de metal, retire a massa debaixo das claras e vire-a sobre elas. Repita esse processo em outra parte da tigela para que as claras e a massa se misturem gradualmente. Continue fazendo isso até que não haja mais pedaços de clara de ovo na mistura.

FATO MÁGICO

Além de gotas de limão, Alvo Dumbledore também gosta de pedaços de alcaçuz, um doce mágico com um sabor que é literalmente picante... como Harry descobre!

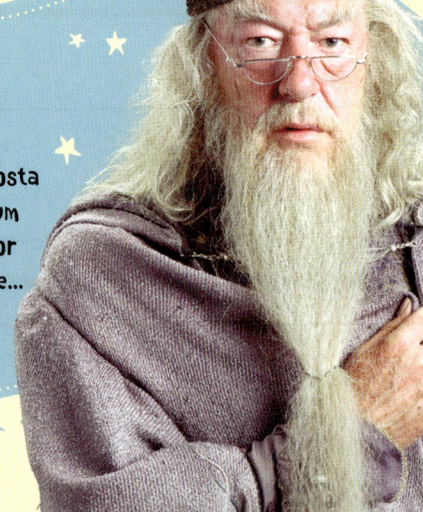

SOBREMESAS & DOCES

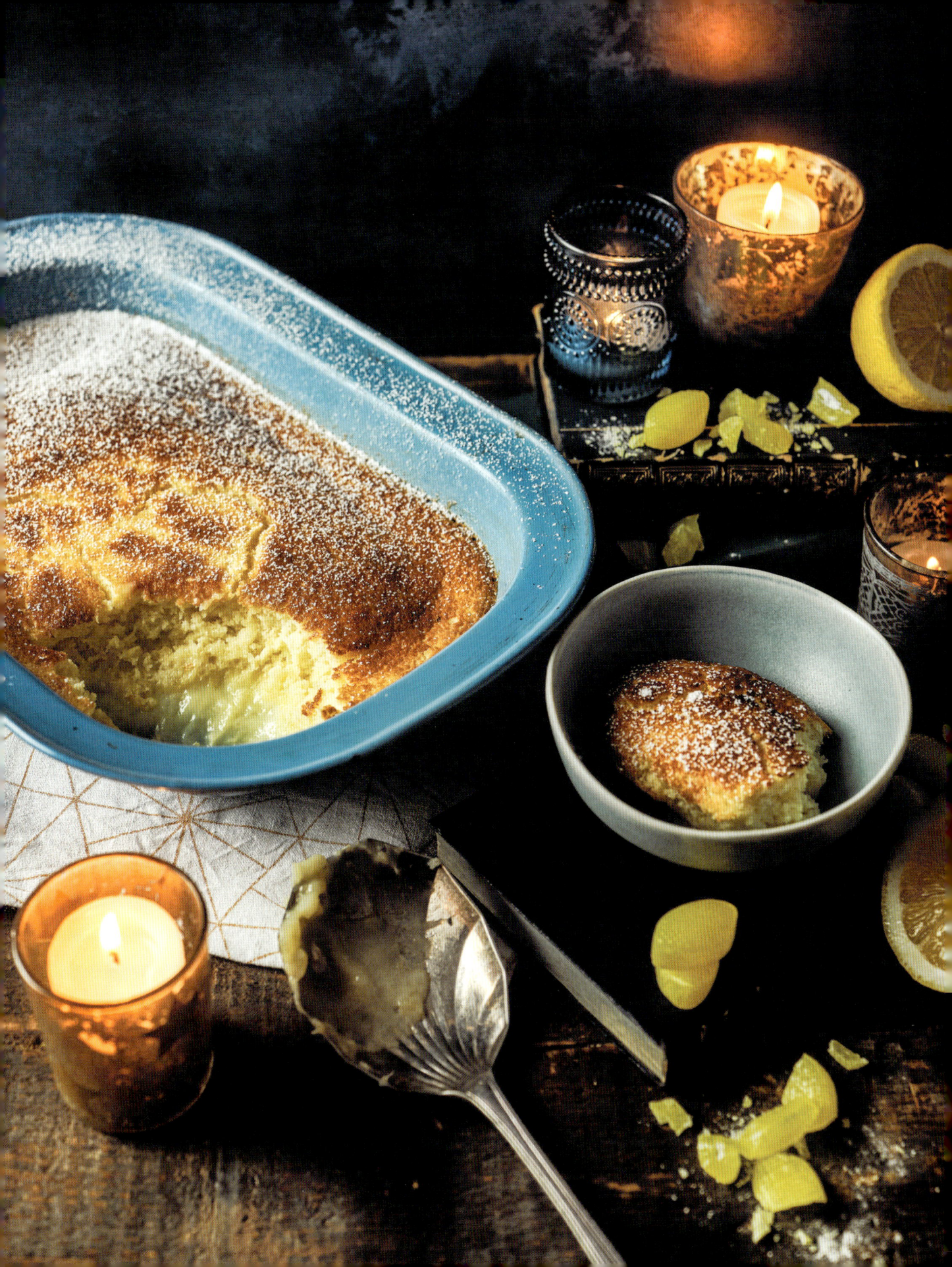

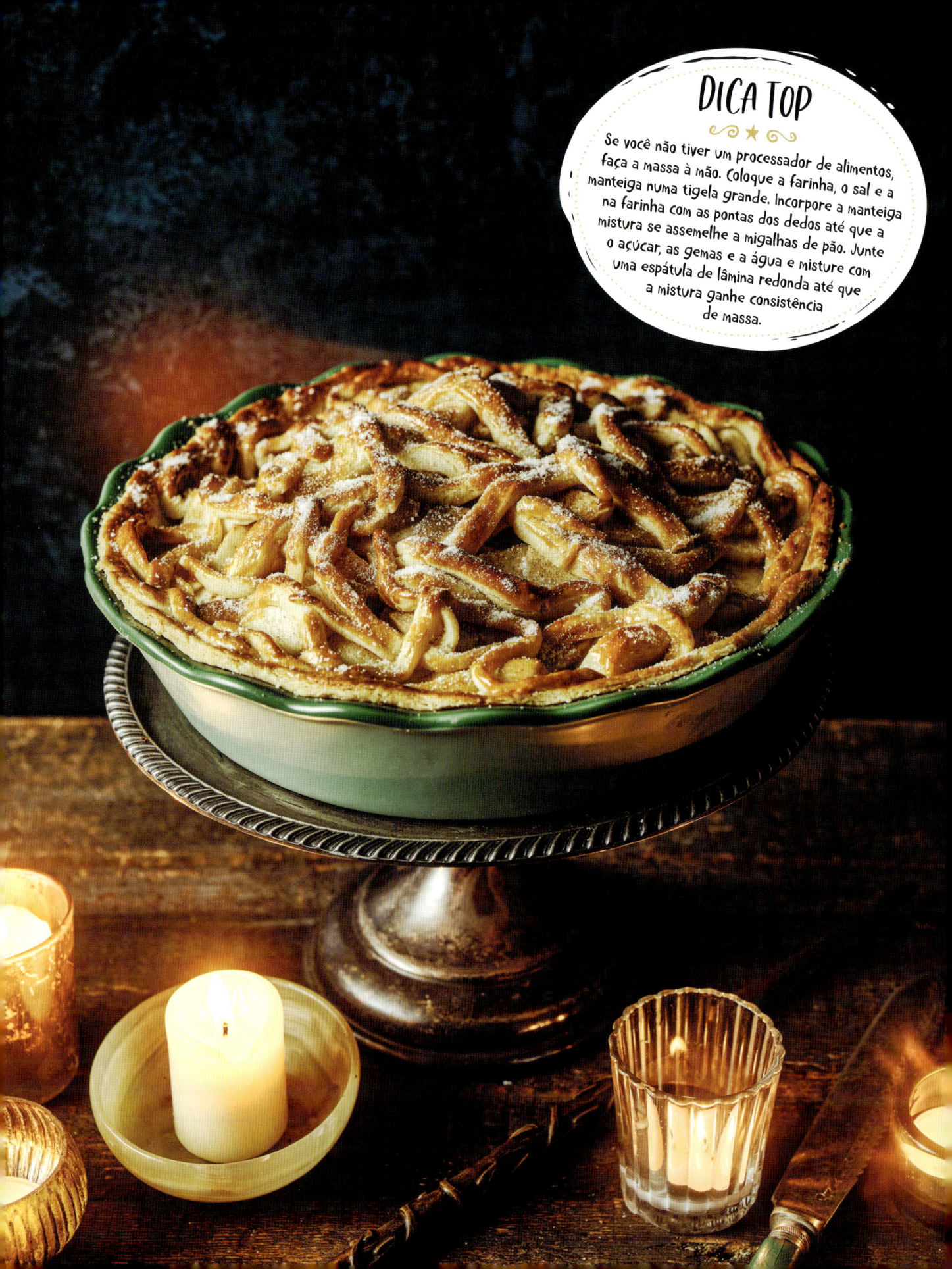

DICA TOP

Se você não tiver um processador de alimentos, faça a massa à mão. Coloque a farinha, o sal e a manteiga numa tigela grande. Incorpore a manteiga na farinha com as pontas dos dedos até que a mistura se assemelhe a migalhas de pão. Junte o açúcar, as gemas e a água e misture com uma espátula de lâmina redonda até que a mistura ganhe consistência de massa.

Torta de Maçã do Visgo-do-Diabo

8 PORÇÕES   **1 HORA MAIS TEMPO DE REFRIGERAÇÃO**   **50 MINUTOS**

Esta torta grande e cheia de fruta definitivamente não pareceria deslocada em um banquete de Hogwarts, embora Harry, Rony e Hermione possam pensar duas vezes antes de comê-la, pois os longos e retorcidos tentáculos de massa no topo são moldados para se parecerem com visgos-do-diabo, a planta perigosa que, quanto mais você se contorce, mais aperta. Felizmente, esta versão é completamente inofensiva. Ela vai capturar apenas o seu paladar!

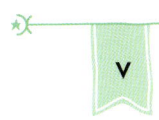

V

PARA A MASSA

- 2 ¾ xícaras/345 g de farinha de trigo tradicional
- Uma boa pitada de sal
- 1 xícara/225 g de manteiga sem sal firme cortada em cubos
- ⅛ de xícara/25 g de açúcar granulado
- 2 gemas
- 1 colher de sopa de água gelada

PARA O RECHEIO

- 1 kg de maçãs descascadas e sem caroço
- ½ xícara/100 g de açúcar granulado
- ½ colher de chá de canela em pó (opcional)
- 55 g de manteiga sem sal em cubos
- 1 ovo para pincelar
- Corante alimentício marrom natural

EQUIPAMENTO ESPECIAL

Processador de alimentos (ver Dica Top)

Recipiente refratário raso ou forma de metal com aproximadamente 24 cm

1. Para fazer a massa, coloque a farinha, o sal e a manteiga no processador de alimentos e bata até obter uma mistura parecida com migalhas de pão. Adicione o açúcar, as gemas e 1 colher de sopa de água gelada e bata novamente até formar uma massa. Cubra e leve à geladeira por 30 minutos.

2. Corte as maçãs em fatias e coloque-as em uma tigela grande com água gelada. Isso impedirá que a fruta escureça. Misture o açúcar e a canela (se for usar) em uma tigela separada.

3. Corte a massa ao meio. Polvilhe a superfície de trabalho com farinha e abra metade da massa em um círculo medindo, pelo menos, 28 cm de diâmetro. Levante cuidadosamente a massa para dentro da forma de torta e pressione-a suavemente para encaixar nas laterais e sobre a borda. Corte o excesso de massa com uma faca.

4. Escorra as fatias de maçã e arrume metade no prato. Polvilhe com metade da mistura de açúcar e canela e acrescente metade da manteiga. Empilhe as maçãs restantes por cima e adicione o restante do açúcar e da manteiga.

5. Bata o ovo em uma tigela pequena com algumas gotas de corante marrom. Pincele a borda da massa com um pouco do ovo batido.

6. Abra a massa restante e corte com uma faca em tiras de largura irregular, medindo entre 0,5 cm e 1 cm de largura. Use os dedos para apertar as tiras em formas mais arredondadas e colocá-las sobre o recheio, dobrando e torcendo os comprimentos juntos para parecerem uma armadilha. Com as palmas das mãos, enrole novamente as sobras da massa em comprimentos de diferentes espessuras e arrume-as sobre a torta da mesma maneira até que o recheio esteja quase completamente coberto. Refrigere por 30 minutos.

7. Preaqueça o forno a 200° C. Pincele a massa com o ovo batido, coloque na assadeira e leve ao forno por 50 minutos até dourar bem. Sirva quente com creme de leite ou sorvete de baunilha.

SOBREMESAS & DOCES

Biscoitos de Gengibre do Expresso de Hogwarts

CERCA DE 10 UNIDADES | **1-1 ½ HORA MAIS TEMPO DE REFRIGERAÇÃO** | **15-20 MINUTOS**

A viagem da plataforma 9¾, em Londres, até a estação Hogsmeade, no extremo norte, é longa, por isso é melhor garantir um bom estoque de lanches deliciosos. Além dos feijõezinhos de todos os sabores, dos sapos de chocolate e dos sanduíches amassados (feitos com amor pela Sra. Weasley), recomendamos estes deliciosos biscoitos de gengibre. Com 10 em cada fornada, você vai ter biscoitos para dar e vender. Eles não são ótimos apenas para viagens de trem, mas também para avião, carro e balsa.

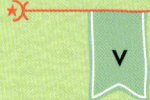

PARA A MASSA DE GENGIBRE
- 85 g de manteiga cortada em cubos pequenos
- ⅓ xícara/75 g de açúcar mascavo claro
- 2 gemas
- 4 colheres de sopa de xarope de milho
- 1 ½ /190 g de farinha de trigo tradicional
- ¼ de colher de chá de fermento em pó
- 1 colher de sopa de gengibre em pó

PARA DECORAR
- 100 g de pasta americana vermelha
- Açúcar de confeiteiro para polvilhar
- Bisnaga de glacê branco
- Palitos ou fitas de alcaçuz macio
- Confeitos pequenos redondos e coloridos
- Jujubas brancas
- Caneta culinária vermelha ou preta

EQUIPAMENTO ESPECIAL
Processador de alimentos

1. Para fazer a massa de gengibre, coloque todos os ingredientes em um processador de alimentos e bata até formar uma massa. Coloque na superfície de trabalho, embrulhe em papel-filme e leve à geladeira por 30 minutos.

2. Preaqueça o forno a 180° C. Forre uma assadeira com papel-manteiga. Trace e recorte o modelo de trem na página 120. Vire a massa sobre uma superfície levemente enfarinhada e abra até ficar com cerca de 5 mm de espessura. Coloque o modelo sobre a massa e recorte o formato do trem com uma faca pequena e afiada. Transfira para a assadeira e corte o máximo de trens que puder na massa. (Você também pode enrolar novamente as aparas para fazer mais.) Deixe descansar na assadeira por 20 minutos.

3. Asse os biscoitos por 15-20 minutos até que comecem a dourar nas bordas. Deixe na assadeira por 5 minutos e depois transfira para uma grade para esfriar.

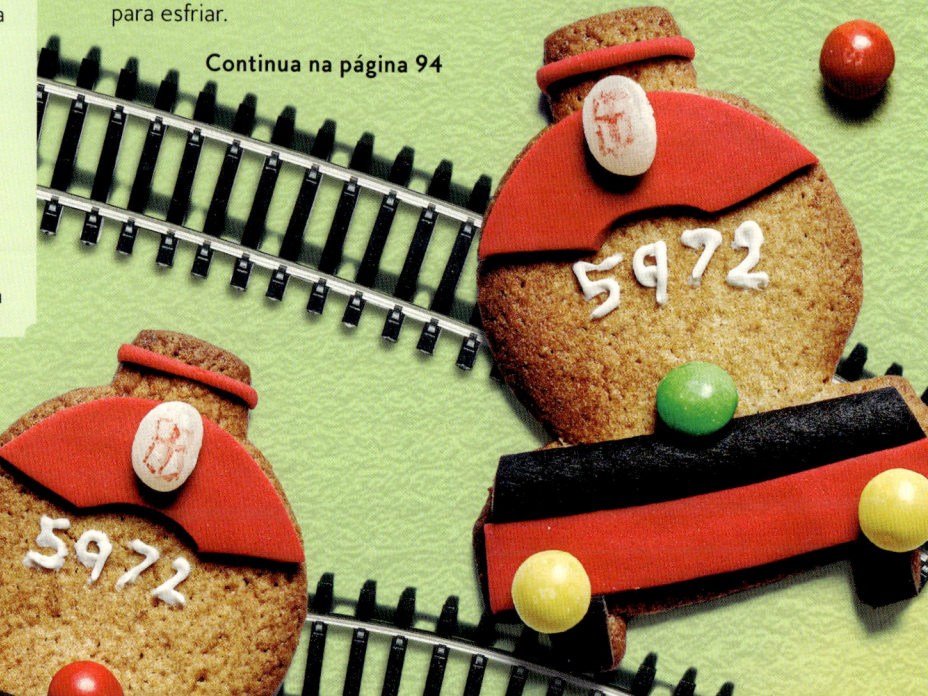

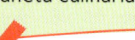

Continua na página 94

SOBREMESAS & DOCES

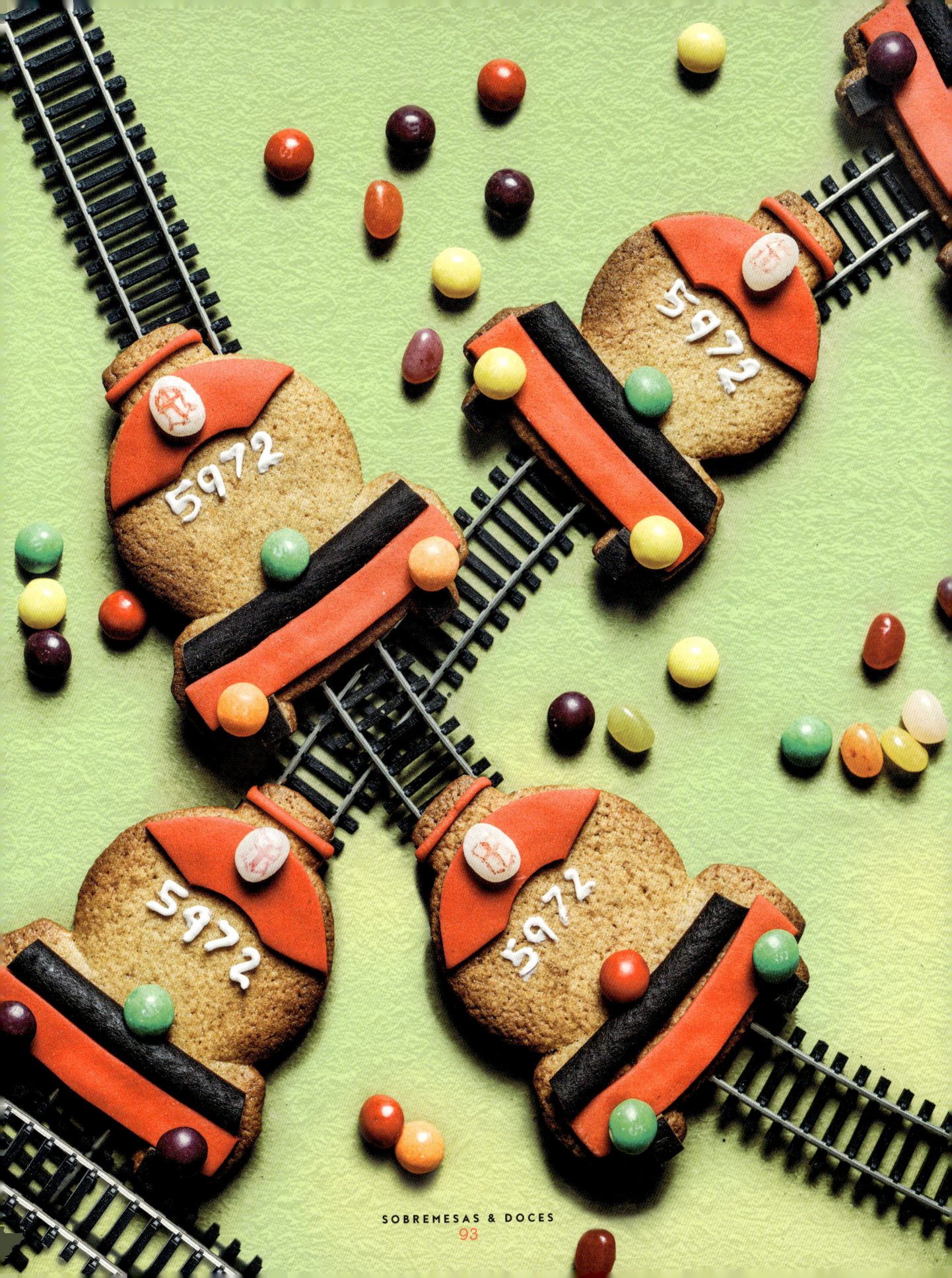

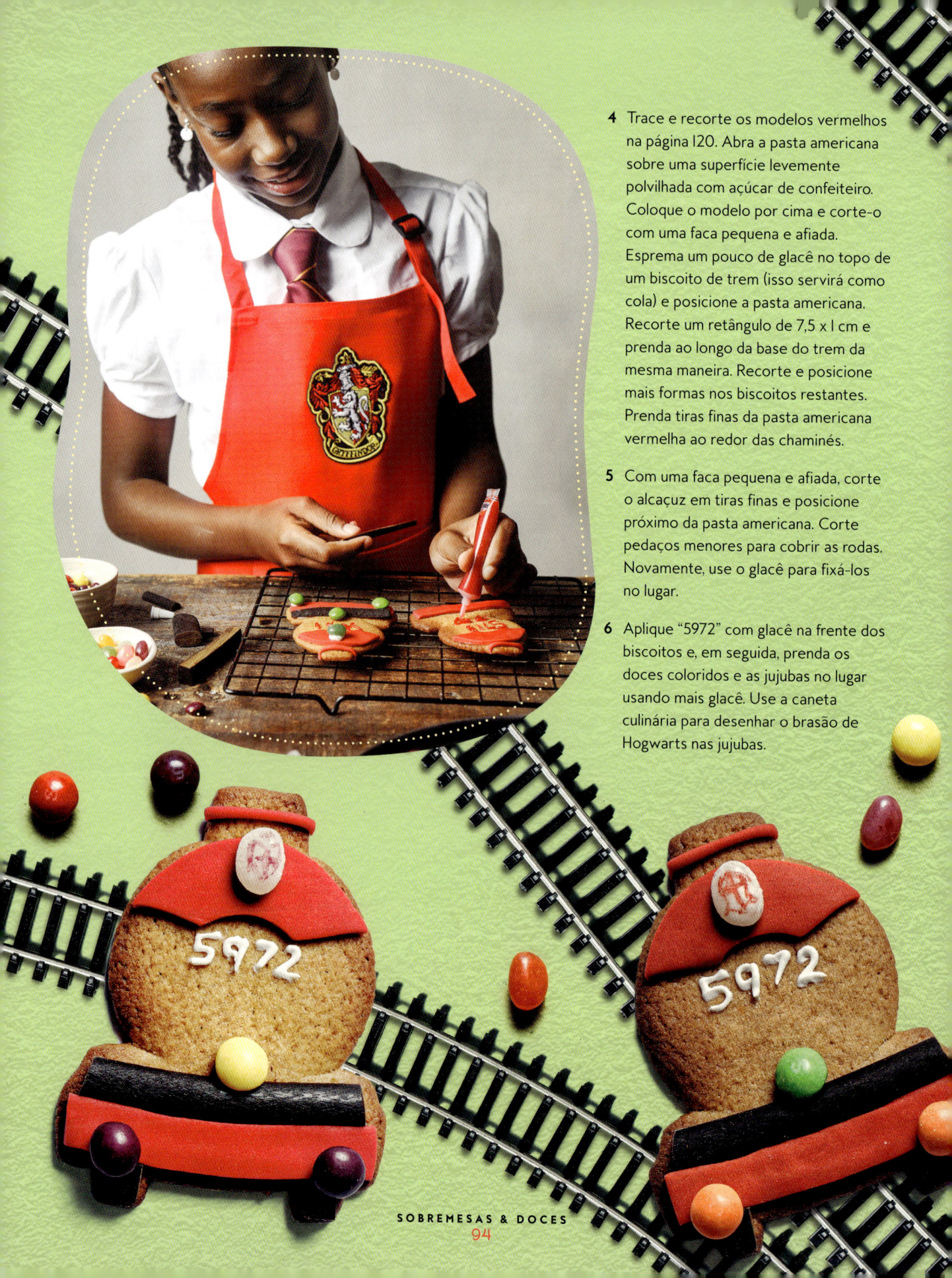

4   Trace e recorte os modelos vermelhos na página 120. Abra a pasta americana sobre uma superfície levemente polvilhada com açúcar de confeiteiro. Coloque o modelo por cima e corte-o com uma faca pequena e afiada. Esprema um pouco de glacê no topo de um biscoito de trem (isso servirá como cola) e posicione a pasta americana. Recorte um retângulo de 7,5 x 1 cm e prenda ao longo da base do trem da mesma maneira. Recorte e posicione mais formas nos biscoitos restantes. Prenda tiras finas da pasta americana vermelha ao redor das chaminés.

5   Com uma faca pequena e afiada, corte o alcaçuz em tiras finas e posicione próximo da pasta americana. Corte pedaços menores para cobrir as rodas. Novamente, use o glacê para fixá-los no lugar.

6   Aplique "5972" com glacê na frente dos biscoitos e, em seguida, prenda os doces coloridos e as jujubas no lugar usando mais glacê. Use a caneta culinária para desenhar o brasão de Hogwarts nas jujubas.

SOBREMESAS & DOCES

FATO MÁGICO

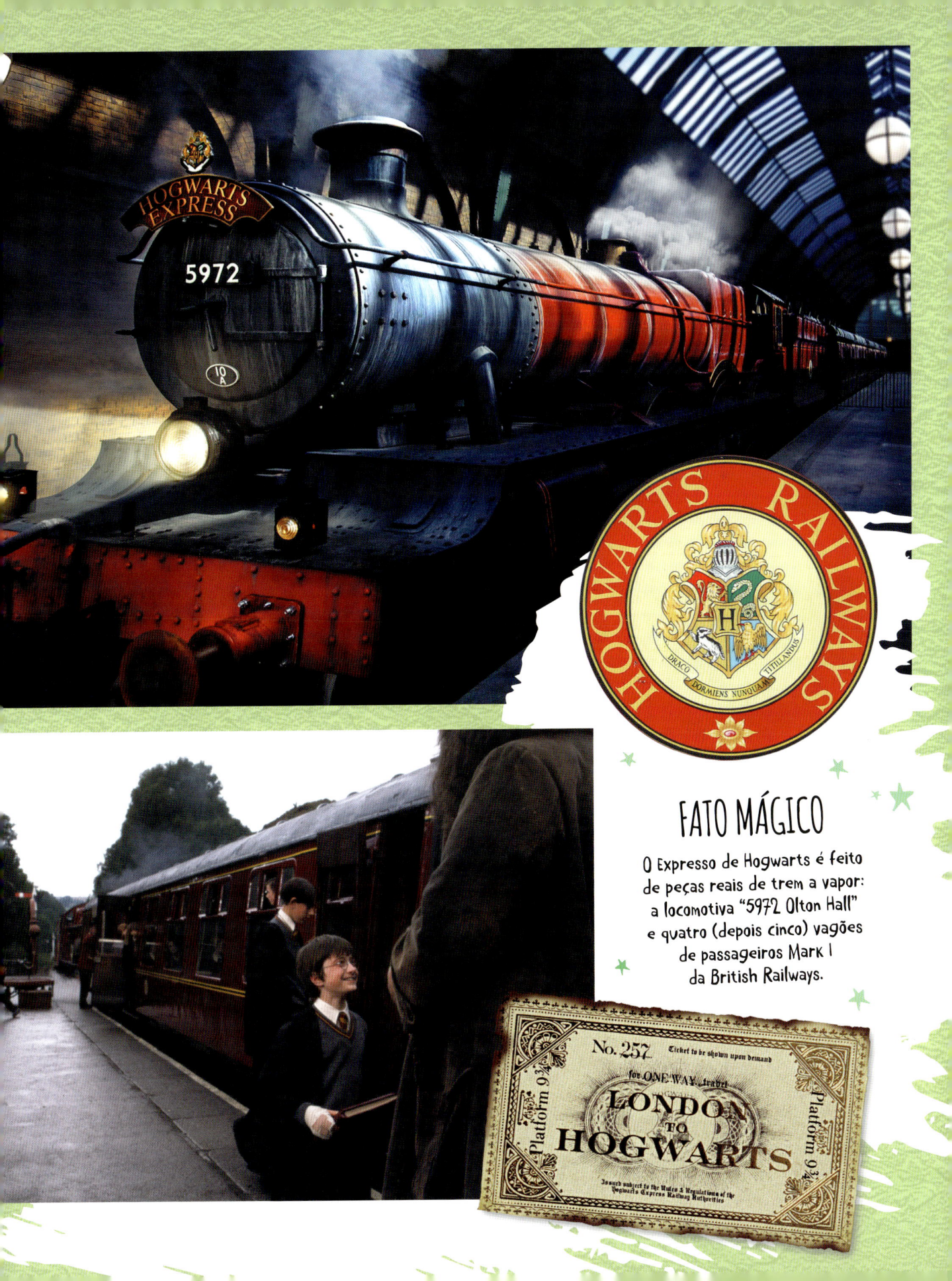

O Expresso de Hogwarts é feito de peças reais de trem a vapor: a locomotiva "5972 Olton Hall" e quatro (depois cinco) vagões de passageiros Mark I da British Railways.

Bolo Invertido Levicorpus

🍽 8 PORÇÕES   🕐 30 MINUTOS   🔥 40 MINUTOS

Esta deliciosa receita é praticamente invertida, assim como fica a vítima do feitiço *Levicorpus* ao ser deixada de cabeça para baixo. O abacaxi e as cerejas são dispostos no fundo de uma forma de bolo e cobertos por uma massa de pão de ló. Depois de assada, a massa é virada sobre uma bandeja, exibindo uma bela camada de frutas.

V   **SG**

- 6-7 fatias de abacaxi em calda escorridas
- Cerejas frescas, cristalizadas ou glaceadas
- ¾ de xícara/180 g de manteiga sem sal em temperatura ambiente
- ¾ de xícara/170 g de açúcar mascavo claro
- Raspas e suco de 1 limão-taiti
- 2 ovos grandes
- ⅔ de xícara/125 g de polenta pronta (ou prepare-a com fubá)
- 1 colher de chá de fermento em pó
- 1 ¼ xícara/125 g de amêndoas moídas

PARA O ACABAMENTO
- ⅓ xícara/70 g de açúcar granulado
- 4 colheres de sopa de água
- Suco de 2 limões
- Estrelas comestíveis com glitter dourado

EQUIPAMENTO ESPECIAL
Forma de bolo redonda de 20 cm

1. Preaqueça o forno a 180° C. Unte uma forma redonda de 20 cm e forre a base com um círculo de papel-manteiga. Corte ao meio as rodelas de abacaxi e as cerejas. Disponha as rodelas de abacaxi na forma, deixando um pequeno espaço entre elas para que não se toquem. Preencha os espaços maiores com cerejas, com a parte cortada para cima.

2. Bata a manteiga, o açúcar e as raspas de limão em uma tigela até a mistura ficar clara e cremosa. Aos poucos, acrescente os ovos. Adicione a polenta, o fermento e as amêndoas e misture bem. Coloque a mistura na forma, espalhando com cuidado para não desalojar as frutas.

3. Nivele a superfície com as costas de uma colher e leve ao forno por cerca de 40 minutos até crescer e dourar. A superfície deve ficar firme (o ponto correto é quando inserir um palito no centro e ele sair limpo).

4. Enquanto a mistura assa, faça uma calda. Coloque o açúcar em uma panela pequena com 4 colheres de sopa de água e aqueça em fogo baixo até que o açúcar se dissolva. Deixe ferver por 3-4 minutos até ficar espesso. Retire do fogo, junte com o suco de limão e mexa.

5. Descole as bordas do bolo passando uma faca entre o bolo e a forma. Coloque um prato de servir por cima. Segurando firmemente o prato e a forma, vire-os e levante a forma. Retire o papel-manteiga e coloque a calda. Pouco antes de servir, salpique com estrelinhas brilhantes.

DICA TOP

Este bolo leva polenta e amêndoas moídas, em vez de farinha de trigo, sendo um bolo completamente sem glúten.

FATO MÁGICO

Levicorpus, também conhecido como azaração da levitação, foi inventado pelo Príncipe Mestiço (também conhecido como Severo Snape) quando ele era estudante em Hogwarts.

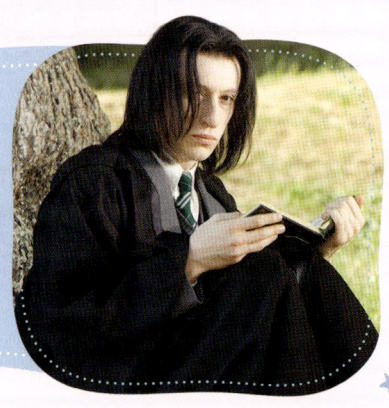

SOBREMESAS & DOCES

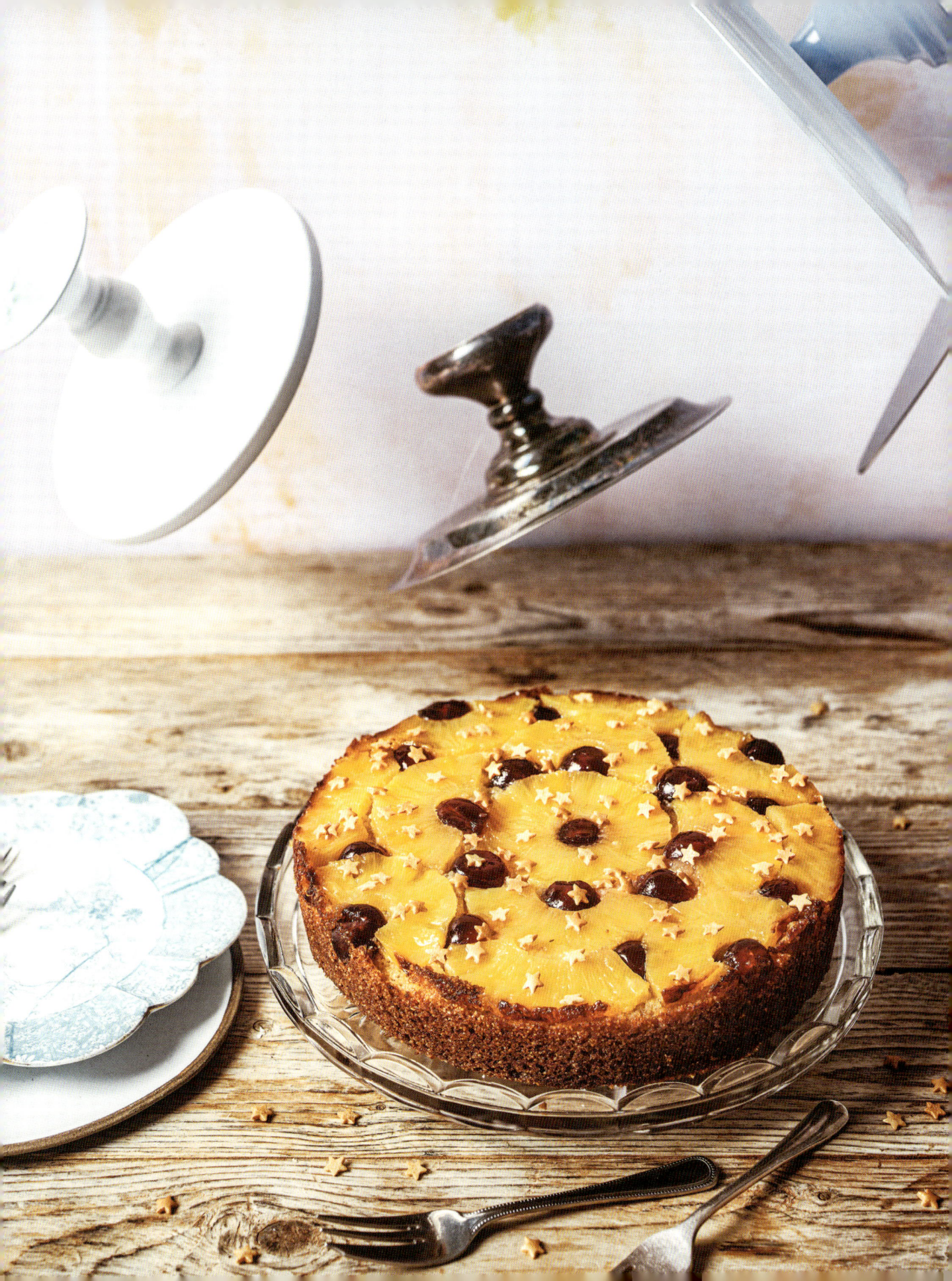

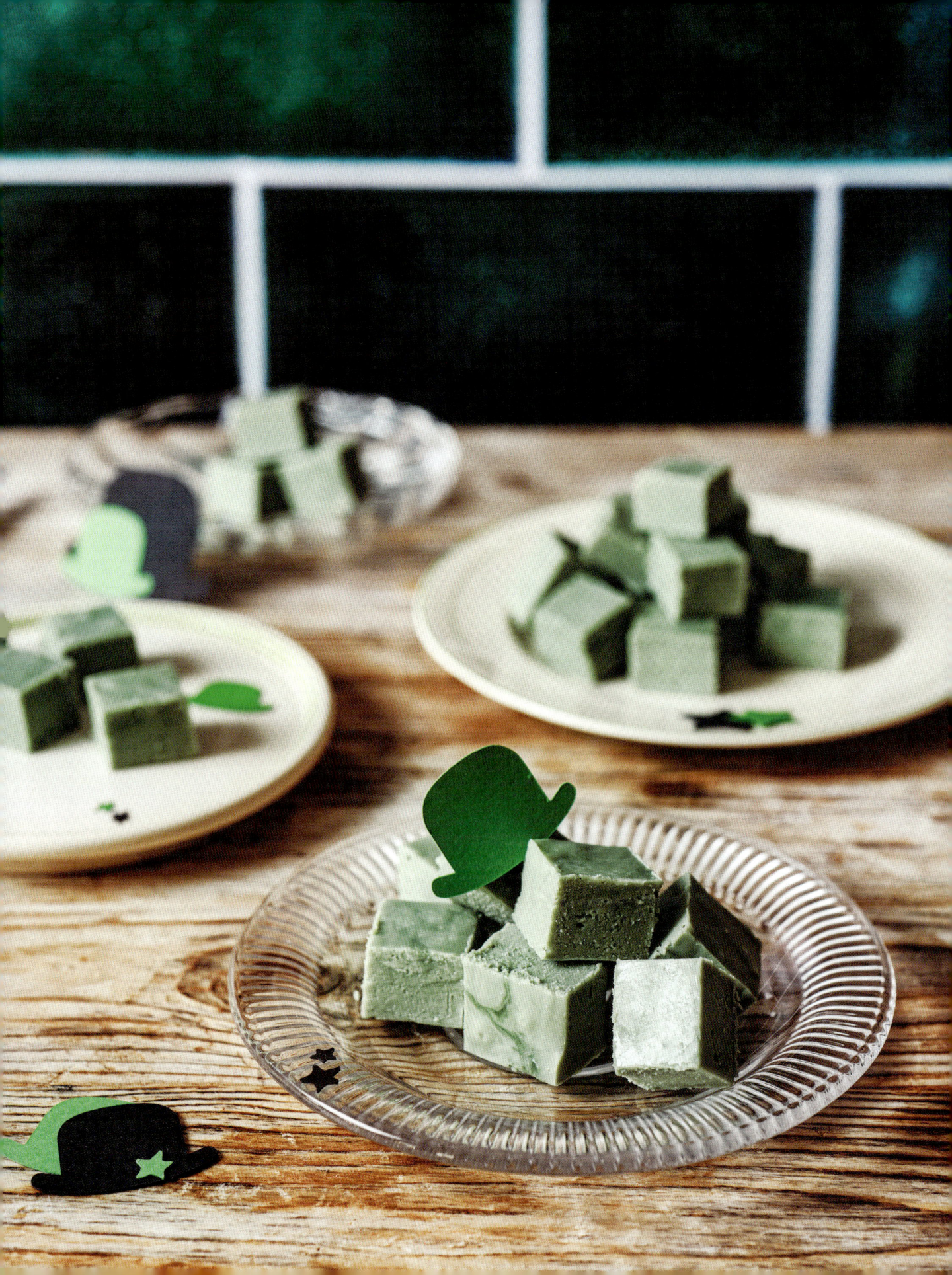

FUDGE DE CORNÉLIO FUDGE

25-30 UNIDADES — **20 MINUTOS MAIS TEMPO DE REFRIGERAÇÃO**

Este saboroso fudge é ótimo para chefs de todas as idades, pois é incrivelmente fácil de fazer. São usados apenas três ingredientes, além de um tom verde de corante alimentar para ilustrar as chamas do Pó de Flu, que levam bruxas e bruxos para dentro e para fora do Ministério da Magia – o cenário da assustadora batalha no desfecho de *Harry Potter e a Ordem da Fênix*. Doce e cremoso, este é definitivamente um deleite para uma ocasião especial, e não um petisco diário!

V **SG**

- ¼ xícara/60 g de óleo de coco
- 2 xícaras/300 g de gotas de chocolate branco ou chocolate branco picado
- ½ xícara/100 ml de creme de leite fresco
- Corante alimentício natural verde

EQUIPAMENTO ESPECIAL
Recipiente quadrado de metal ou plástico de 18 cm

1. Forre um recipiente quadrado de metal ou plástico de 18 cm com uma folha de papel-manteiga, cobrindo bem até os cantos. Coloque o óleo de coco e o chocolate em uma tigela refratária e ponha a tigela sobre uma panela com água fervente, certificando-se de que a base da tigela não entre em contato com a água. Desligue o fogo e deixe a mistura derreter e ficar homogênea, mexendo delicadamente uma ou duas vezes.

2. Bata o creme de leite fresco em uma tigela com uma pitada de corante verde. Adicione a mistura de chocolate derretido e mexa delicadamente para incorporar. Transfira para o recipiente e espalhe, nivelando. Refrigere por várias horas ou durante a noite.

3. Retire do recipiente e remova o papel. Corte em pequenos quadrados para servir. O doce é bem macio, então, se a faca ficar suja, pode ser necessário limpá-la após vários cortes. Guarde o fudge não consumido na geladeira.

> "Vamos lá, Harry, nós não mandamos ninguém para Azkaban por fazer a tia virar um balão."
> — CORNÉLIO FUDGE
> *Harry Potter e o Prisioneiro de Azkaban*

FATO MÁGICO

Cornélio Fudge tornou-se Ministro da Magia em 1990. Há boatos de que ele só conseguiu o cargo porque Alvo Dumbledore recusou.

SOBREMESAS & DOCES

Muffins de Aragogue

12 UNIDADES | **1 HORA MAIS TEMPO DE REFRIGERAÇÃO** | **20 MINUTOS**

Muito mais fofos do que a verdadeira Aragogue — cujos olhos penetrantes e oito pernas enormes fazem Rony choramingar de medo no segundo filme —, estes deliciosos petiscos de aranha serão devorados por seus convidados em pouco tempo. Embora igualmente deliciosos, os muffins não se conservam tão bem quanto pães de ló, por isso é melhor prepará-los no dia em que for servi-los ou congelá-los, se feitos com antecedência.

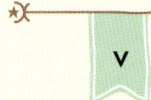

PARA OS MUFFINS

- 2 xícaras/250 g de farinha de trigo tradicional
- 1 colher de sopa de fermento em pó
- ¼ de xícara/30 g de cacau em pó
- ¾ de xícara/170 g de açúcar mascavo claro
- ¾ de xícara/175 ml de leite
- 2 ovos grandes batidos
- ⅓ de xícara/80 ml de azeite claro ou óleo vegetal
- ½ xícara/75 g de gotas de chocolate ao leite ou chocolate picado

PARA DECORAR

- 55 g de manteiga em temperatura ambiente
- ⅔ xícara/85 g de açúcar de confeiteiro
- 2 colheres de sopa de cacau em pó
- 1 colher de chá de água quente
- 9 confeitos redondos pretos macios, com cerca de 2 cm de diâmetro
- Tiras ou rodas de alcaçuz
- 18 olhos brancos comestíveis para confeitaria
- Bisnaga de glacê branco

EQUIPAMENTO ESPECIAL

- Assadeira de muffin com 12 cavidades
- 12 formas de papel, de preferência pretas
- Espátula de confeiteiro

1. Preaqueça o forno a 190º C. Forre uma assadeira de muffin de 12 cavidades com as formas de papel. Peneire a farinha, o fermento e o cacau em pó em uma tigela grande. Acrescente o açúcar.

2. Adicione o leite, os ovos, o azeite ou óleo e o chocolate e misture os ingredientes até incorporar bem. Deve haver algumas partículas dos ingredientes secos ainda visíveis. Coloque a mistura nas forminhas de papel e leve ao forno por 20 minutos ou até crescer e ganhar alguma firmeza ao toque. Transfira para uma grade e deixe esfriar completamente.

3. Para decorar, coloque a manteiga, o açúcar, o cacau em pó e 1 colher de chá de água quente em uma tigela e bata por alguns minutos até obter uma mistura homogênea e cremosa. Coloque um pouco em cada muffin e espalhe quase até as bordas com a ajuda de uma espátula.

4. Coloque um confeito redondo preto no centro de nove muffins. Corte as tiras de alcaçuz em pedaços de 2 cm de comprimento. Se estiver usando uma roda de alcaçuz, desenrole-a, corte-a em pedaços de 2 cm e divida cada pedaço ao meio. Dobre e posicione quatro pedaços de alcaçuz nas laterais de cada doce para fazer as pernas de aranha, empurrando-os para baixo na cobertura de forma a prendê-los. Prenda dois olhos comestíveis em cada aranha, fixando-os no lugar com pontinhos de glacê decorativo.

5. Use o glacê branco para decorar com teias de aranha os três muffins restantes.

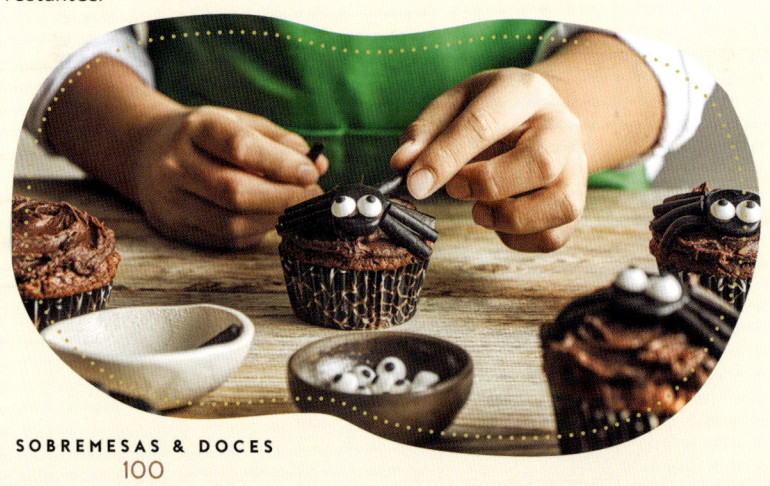

SOBREMESAS & DOCES

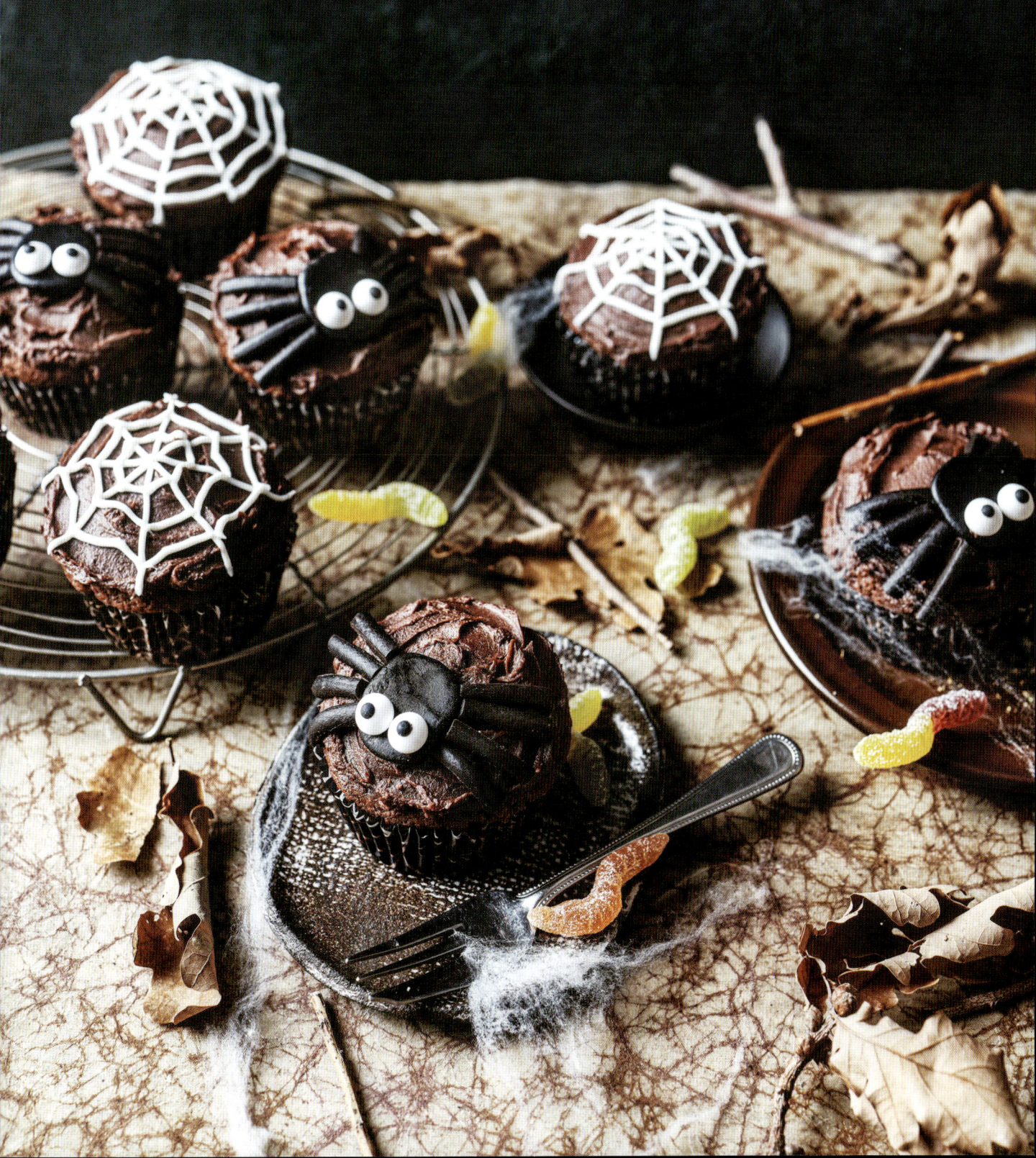

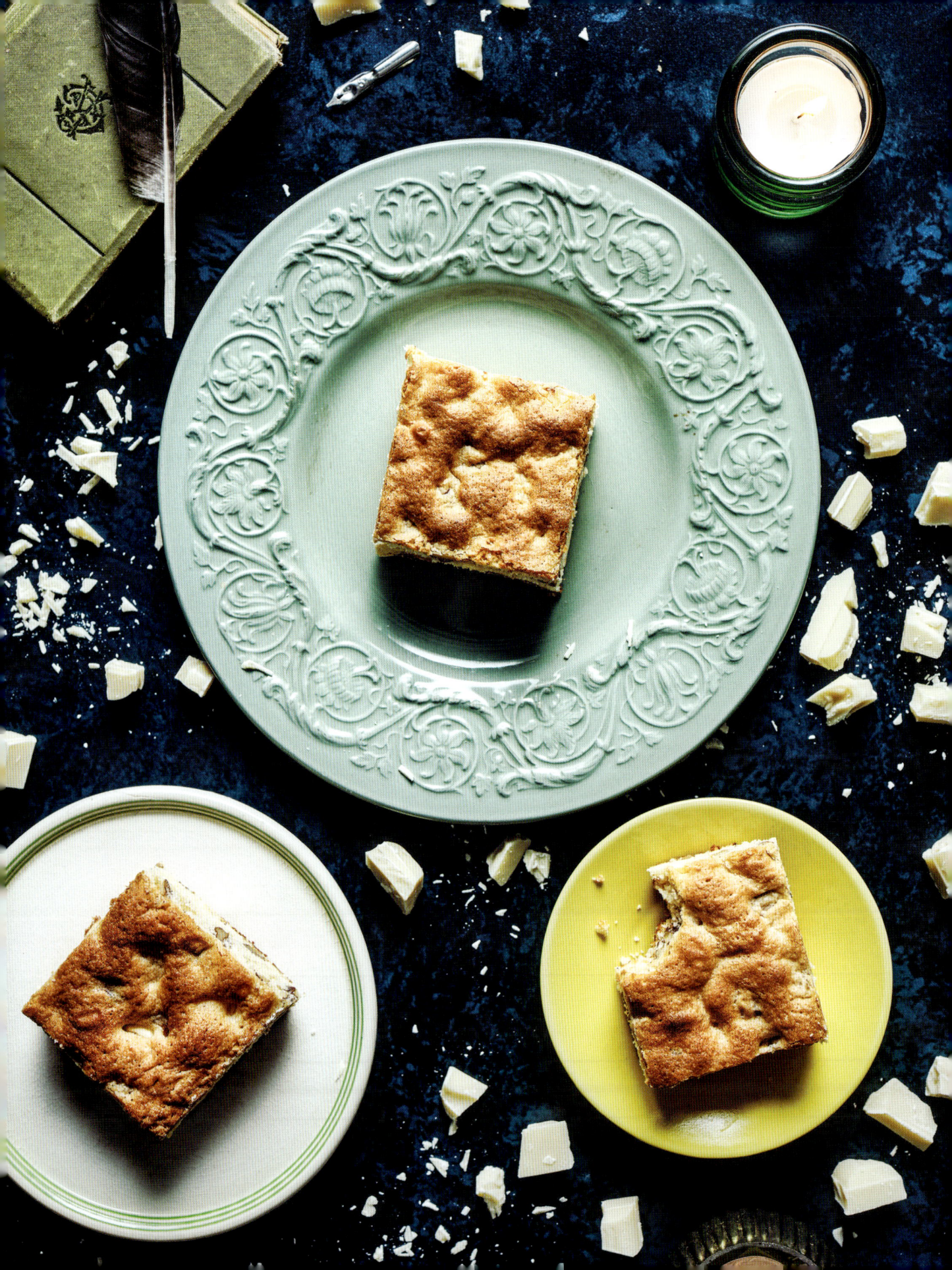

BLONDIES DE DRACO MALFOY

🍽 **20 UNIDADES**   ⏱ **20 MINUTOS**   🔥 **25 MINUTOS**

Claros por fora, estes blondies (lourinhos) fáceis de fazer são na verdade tudo o que Draco Malfoy, arqui-inimigo de Harry, não é: doce, atraente e inegavelmente bom. Eles levam apenas 25 minutos para assar, e você ficará tentado a comê-los direto do forno (depois que esfriarem um pouco, é claro). Mas é melhor esperar por um tempo antes de comê-los, pois fica bem mais fácil cortá-los depois de esfriarem completamente.

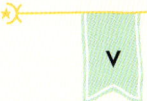

- 2 ⅔ xícaras/400 g de gotas de chocolate branco ou chocolate branco picado
- ¼ de xícara/60 g de manteiga
- 3 ovos grandes
- ½ xícara/110 g de açúcar granulado
- 1 ⅓ xícara/170 g de farinha de trigo tradicional
- 1 colher de chá de fermento em pó
- 1 xícara/125 g de nozes picadas ou nozes-pecã

EQUIPAMENTO ESPECIAL
Forma retangular rasa de 28 x 23 cm

1. Preaqueça o forno a 190º C. Pegue um retângulo grande de papel-manteiga e coloque-o em uma forma retangular rasa de 28 x 23 cm. Dobre o papel nos cantos da forma.

2. Separe metade do chocolate. Coloque o restante em uma tigela refratária com a manteiga. Ponha a tigela sobre uma panela com água fervente, certificando-se de que a base da tigela não entre em contato com a água. Deixe derreter, mexendo de vez em quando.

3. Em uma tigela separada, bata os ovos e o açúcar com um mixer por 4-5 minutos até obter uma mistura espumosa. Transfira a mistura de chocolate derretido, o chocolate restante, a farinha, o fermento e as nozes para a tigela e mexa até ficar homogêneo.

4. Vire na forma e espalhe a mistura sem esquecer os cantos. Asse por 25 minutos até crescer e dourar. Deixe esfriar completamente na forma antes de cortar em quadradinhos.

VOCÊ SABIA?
O blondie é uma versão com chocolate branco do brownie de chocolate, originado nos Estados Unidos há mais de cem anos.

FATO MÁGICO
Uma das citações mais famosas de Draco nos filmes de Harry Potter – "Lendo? Eu não sabia que você sabia ler!" – foi improvisada pelo ator Tom Felton quando ele esqueceu sua fala.

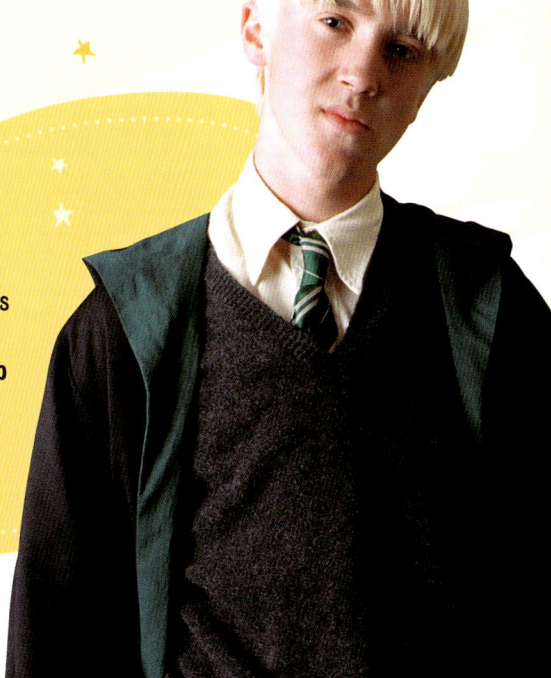

SOBREMESAS & DOCES

MERENGUES DE EDWIGES

8 UNIDADES · **1 HORA** · **50-60 MINUTOS**

Presenteada por Hagrid a Harry em seu seu décimo primeiro aniversário, a coruja-das-neves Edwiges é uma amiga leal e verdadeira para o menino que sobreviveu, mesmo que ela dê algumas bicadas ocasionais (geralmente quando ele passa muito tempo sem visitar o Corujal de Hogwarts). Esta receita mostra como fazer suas próprias versões de merengues que derretem na boca em formato do animal emplumado que é companheiro de Harry. Confie em nós quando dizemos que não dá para comer só um...

V · **SG**

PARA OS MERENGUES

3 claras de ovo grandes

¾ de xícara/150 g de açúcar refinado

PARA O ACABAMENTO

4 passas cortadas ao meio

Lascas de amêndoas

Bisnagas de glacê decorativo em amarelo e marrom ou preto

1. Preaqueça o forno a 130° C. Forre uma assadeira grande com papel-manteiga.

2. Bata as claras em uma tigela bem limpa até formar picos. Adicione uma colher de sopa de açúcar e bata novamente por 10 segundos. Adicione outra colher de sopa de açúcar. Continue batendo a mistura, adicionando aos poucos o açúcar restante da mesma forma até o merengue ficar espesso e brilhante.

3. Coloque uma colher de sopa cheia do merengue (um oitavo da mistura) na assadeira. Use uma segunda colher para soltá-lo da primeira. Espalhe com as costas de uma colher em um formato medindo 7,5 x 6 cm. Use as costas de uma colher de chá para fazer duas crateras profundas para as órbitas oculares.

4. Posicione uma passa entre os olhos para o bico. Coloque bastante lascas de amêndoas no merengue para representar as penas. Asse por cerca de 50-60 minutos até que o merengue fique crocante ao toque. Se necessário, leve ao forno mais um pouco. Deixe esfriar.

5. Decore os olhos delineando grandes círculos de glacê amarelo e pequenos pontos de glacê marrom ou preto.

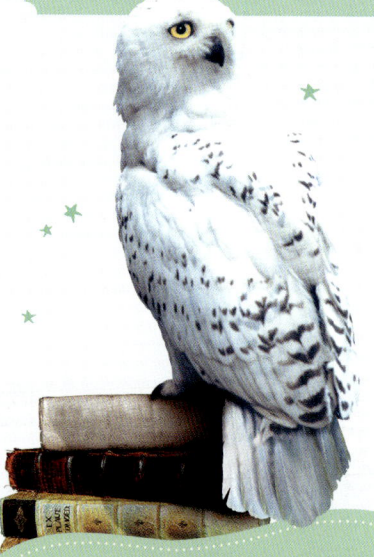

FATO MÁGICO

Apesar de ser uma fêmea na história, Edwiges foi retratada na tela por vários machos de corujas-da-neve. Um animal fantástico chamado Gizmo foi usado na maioria das cenas.

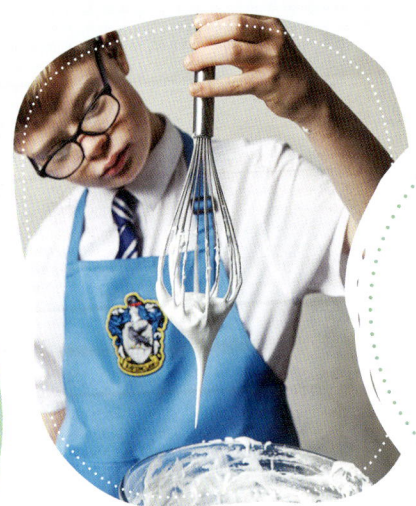

DICA TOP

O segredo para merengues perfeitos é dar uma boa batida entre cada adição de açúcar. Se o açúcar é adicionado rápido demais, as claras não conseguirão incorporá-lo e a calda escorrerá dos merengues durante o cozimento.

SOBREMESAS & DOCES

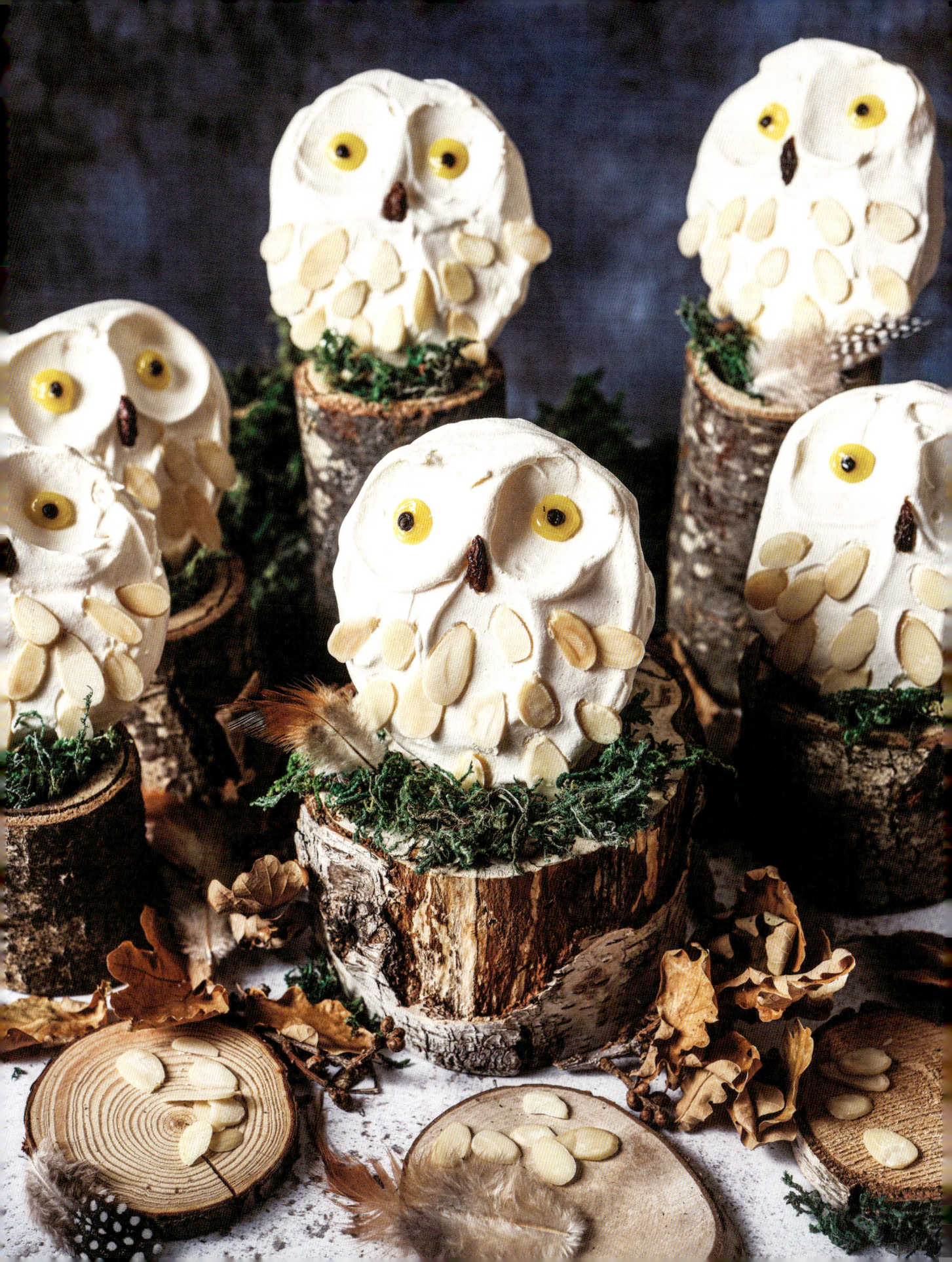

Confeitos da Sala Precisa

CERCA DE 18 UNIDADES **20 MINUTOS**

Localizada no sétimo andar do castelo de Hogwarts, a Sala Precisa é um lugar verdadeiramente fantástico, aparecendo apenas para aqueles que dela precisam. Se você "precisar" de confeitos de menta tão frescos e picantes que vão clarear sua mente em segundos, então esta é a receita para você. Além do mais, são muito fáceis de fazer e "precisam" de poucos ingredientes.

V

- 1 clara de ovo
- 2 xícaras/250 g de açúcar de confeiteiro
- 1 xícara/75 g de coco ralado
- 1 colher de chá de extrato de menta
- ¼ xícara/40 g de gotas de chocolate ao leite ou chocolate picado

1. Use um garfo para bater a clara do ovo até que esteja completamente desfeita, mas ainda líquida. Coloque o açúcar, o coco e o extrato de menta em uma tigela e adicione uma colher generosa da clara. Misture bem os ingredientes até que eles se juntem. Use as mãos para incorporar os ingredientes em uma pasta firme. Se ainda estiver muito quebradiça, adicione um pouco mais de clara de ovo, mas não muito, ou a mistura ficará grudenta demais.

2. Vire a pasta sobre uma superfície e forme um cilindro fino com cerca de 23 cm de comprimento. Use uma faca afiada para cortar em fatias de 1 cm de espessura. Coloque sobre uma folha de papel-manteiga.

3. Ponha o chocolate em uma tigela refratária e coloque-a sobre uma panela com água fervente. Desligue o fogo e deixe o chocolate derreter e ficar homogêneo. Use uma colher de chá para regar o chocolate sobre os confeitos. Deixe esfriar. Depois que os confeitos esfriarem, eles podem ser guardados em um pote de vidro ou uma caixa e armazenados em local fresco por vários dias.

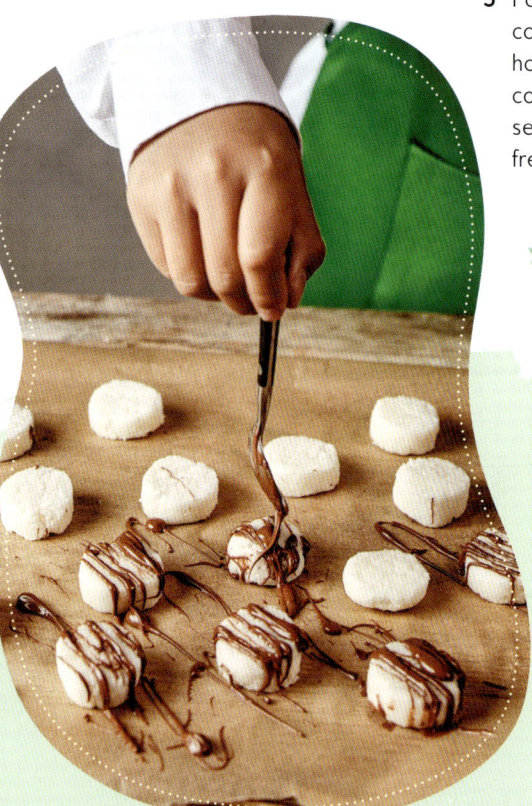

FATO MÁGICO

Em vez de almofadas (conforme descrito no livro), o designer de produção Stuart Craig decidiu preencher a Sala Precisa com espelhos. "Do ponto de vista da fotografia, os reflexos ofereciam possibilidades emocionantes", explicou.

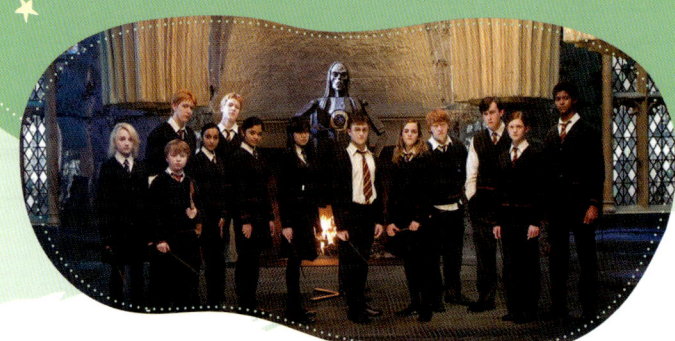

SOBREMESAS & DOCES

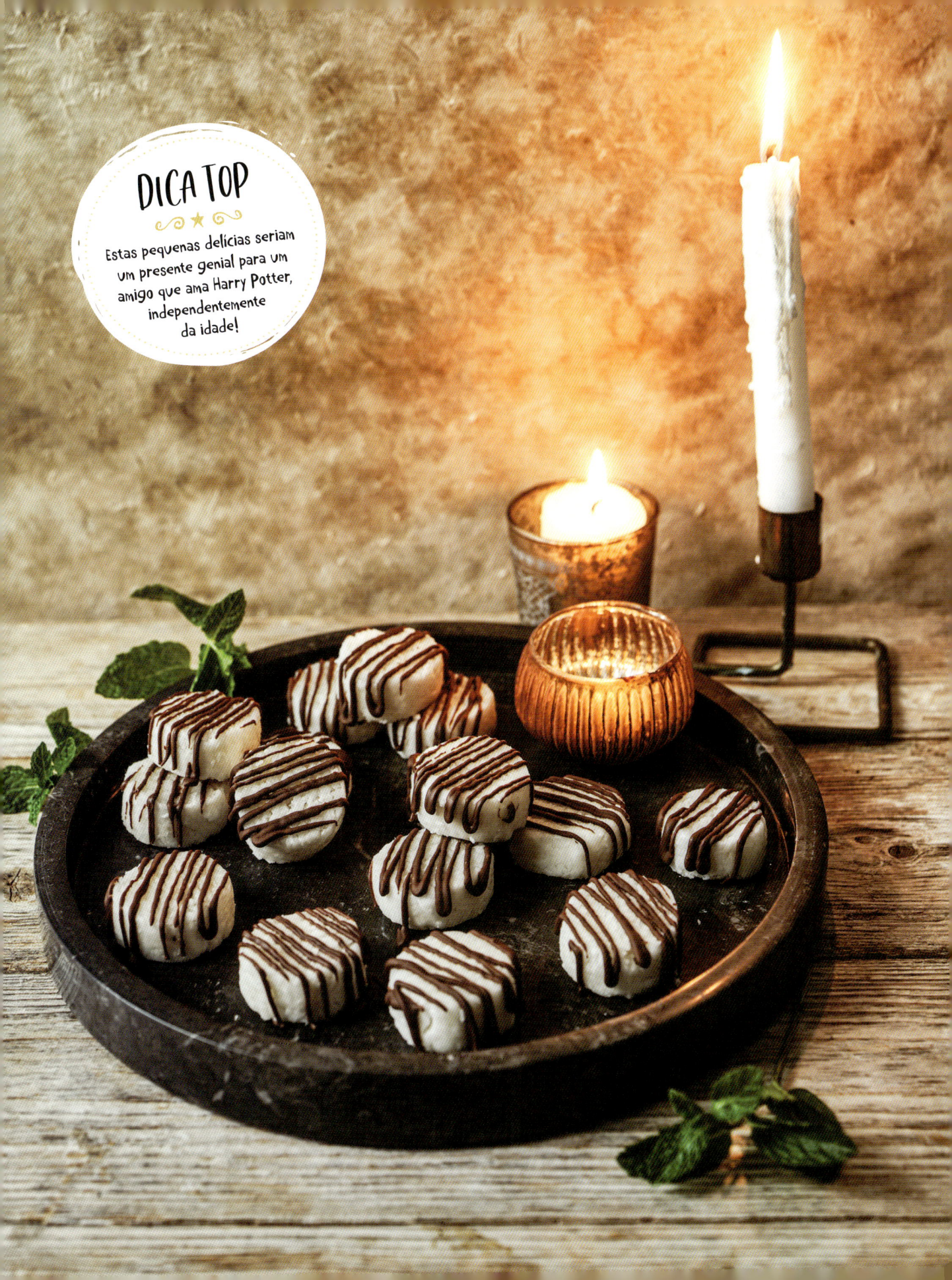

DICA TOP

Estas pequenas delícias seriam um presente genial para um amigo que ama Harry Potter, independentemente da idade!

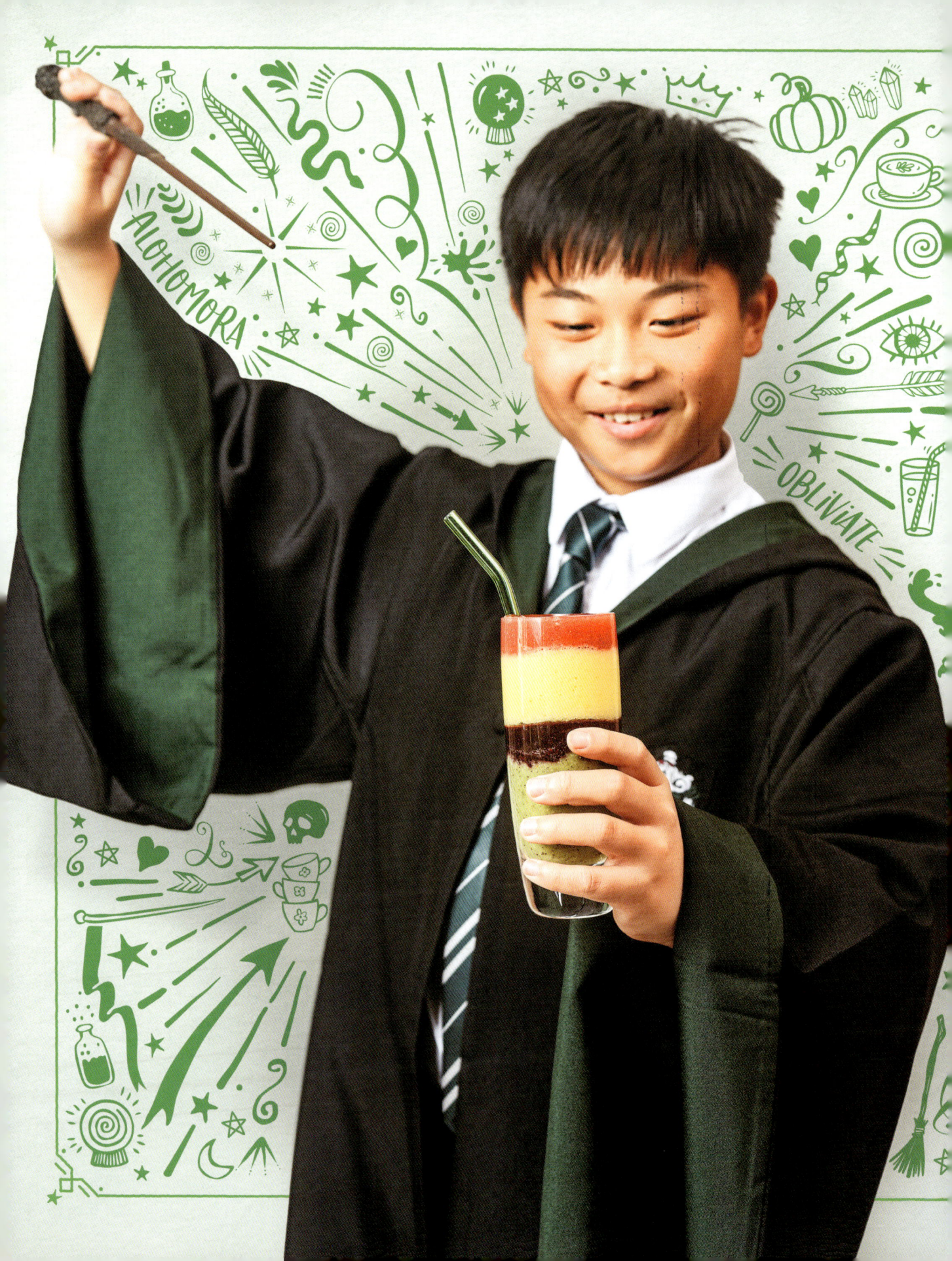

BEBIDAS

"Três cervejas amanteigadas e um pouco de gengibre na minha, por favor!"

— HERMIONE GRANGER —

Estas bebidas frescas e frutadas — todas com um toque mágico — serão um deleite para crianças e adultos. Mas tome cuidado com aquele grindylow!

Smoothie das Casas de Hogwarts

2 COPOS PEQUENOS · **20 MINUTOS**

Impressione seus amigos com esta bebida refrescante que representa as quatro casas de Hogwarts. O truque é construir as camadas com o máximo de cuidado possível para que as frutas de cores diferentes permaneçam separadas. Comece com kiwi na parte inferior (verde, para Sonserina) e depois cubra com mirtilo (azul, para Corvinal). Em seguida adicione o abacaxi (amarelo, para Lufa-Lufa) e por último o morango (vermelho, para Grifinória). Ou misture-os, se preferir!

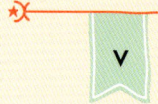

V · VG · SG

- ⅓ de um abacaxi pequeno sem casca
- 1 xícara/175 g de morangos
- 2 kiwis sem casca
- 1 xícara/125 g de mirtilos

EQUIPAMENTO ESPECIAL
Liquidificador pequeno ou processador de alimentos

1. Pique o abacaxi grosseiramente, descartando o miolo, e bata no liquidificador ou processador de alimentos até ficar bem homogêneo. O abacaxi tem uma textura densa, então pode ser necessário adicionar um pouco de água para não ficar espesso demais. Transfira para uma tigela pequena.

2. Bata as demais frutas da mesma forma, higienizando o liquidificador para cada fruta e colocando os sucos em tigelas separadas.

3. Coloque, a colheradas, um dos sucos em dois copos, tomando cuidado para que não respingue nas laterais. Encha cerca de um quarto de cada copo. Adicione, também a colheradas, um de fruta diferente por cima. Evite derramar ou acrescentar colheradas acima da borda dos copos para que as cores não se misturem. Repita com as frutas restantes e sirva ou leve à geladeira até a hora de consumir.

DICA TOP

Algumas frutas ficam mais espessas do que outras quando misturadas. Se ficar muito grosso, adicione água para diluir, mas apenas um pouco, ou você não conseguirá criar as camadas coloridas.

DICA TOP

Apesar da cor original, os mirtilos assumem um tom rosado/roxo quando processados. Adicione um corante alimentar natural azul se você quiser se manter mais fiel à cor da Corvinal.

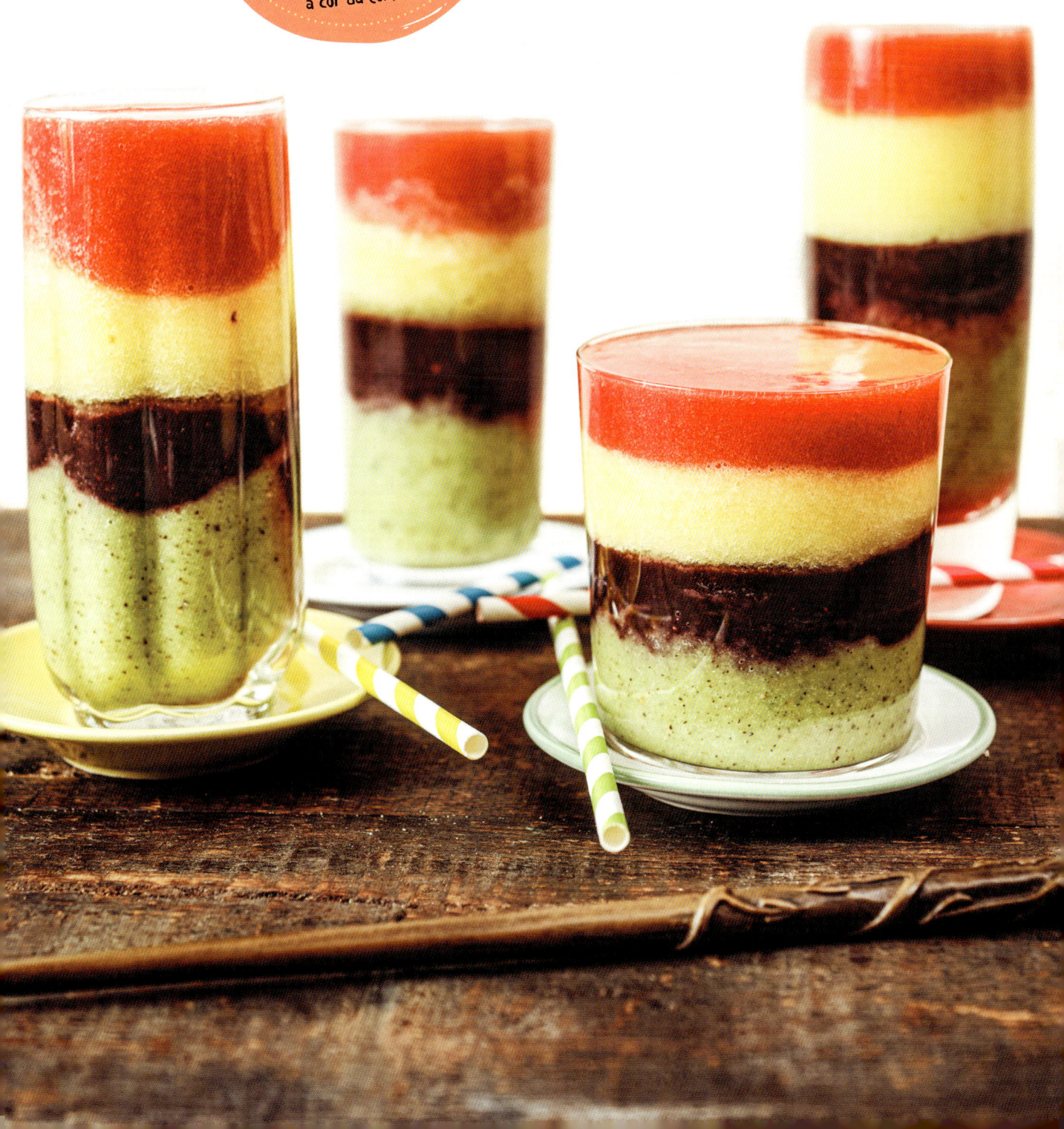

DICA TOP

Sobras de verduras como pequenos buquês de brócolis, aspargo picado, pimentão ou vagem podem ser usadas na receita em vez daquelas que foram sugeridas à direita – desde que também sejam verdes.

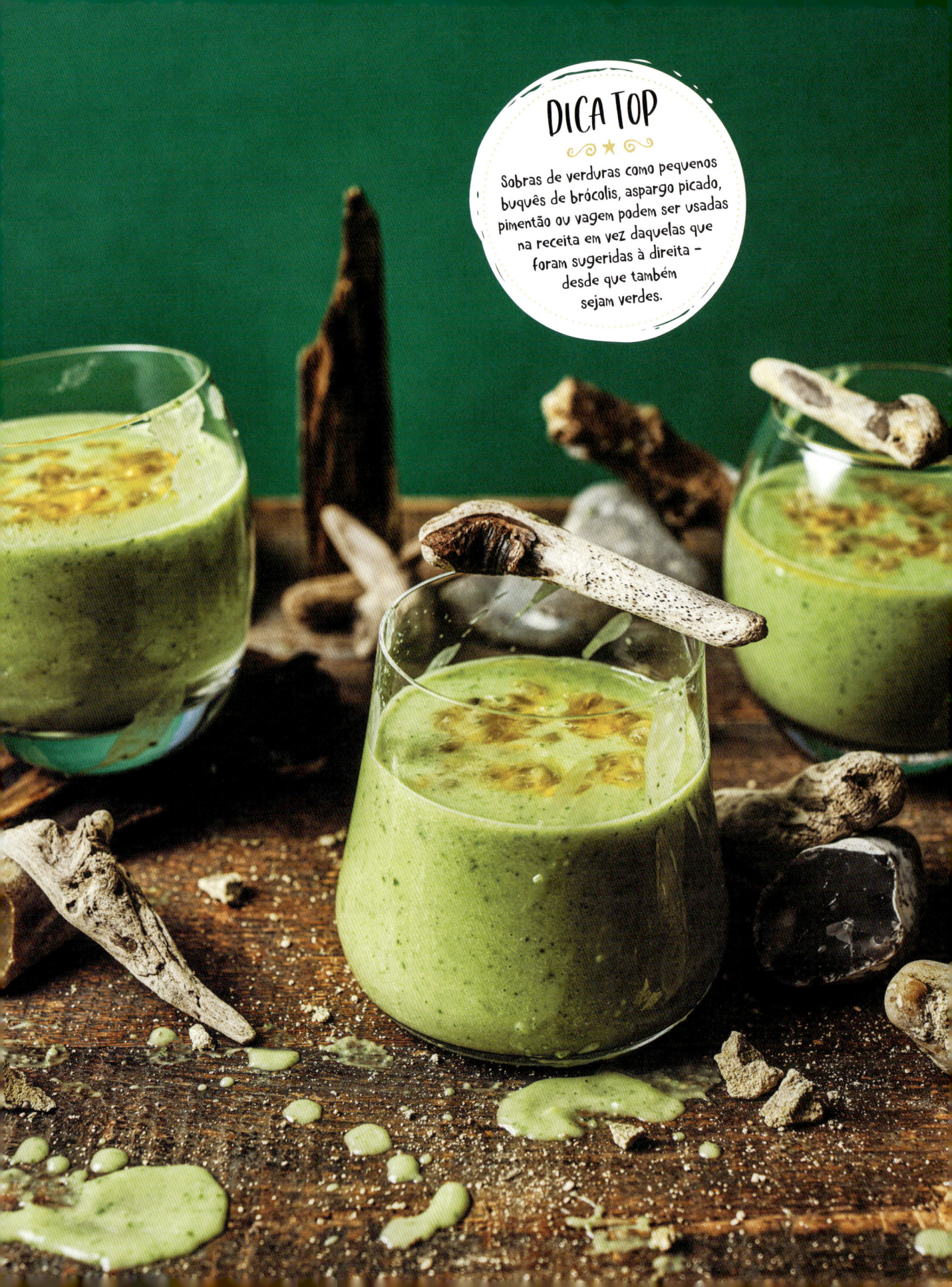

DELÍCIA MELEQUENTA DO TRASGO

1 COPO **10 MINUTOS**

"Eca, meleca de trasgo..." O nome desta bebida pode fazer você torcer o nariz da mesma forma que Harry fez depois de ter ficado perto demais de um trasgo em *Harry Potter e a Pedra Filosofal*, mas o sabor não poderia ser melhor! Também é uma boa maneira de incorporar verduras, como couve e pepino, em sua dieta, se você normalmente não gostaria de vê-las em seu prato.

V **SG**

Folhas de couve rasgadas
½ abacate sem semente e casca
Um pedaço de 2,5 cm de um pepino cortado em cubos
Uma boa dose de suco de limão-taiti ou siciliano
1 colher de chá de mel claro
1 xícara/250 ml de suco de uva verde, pera ou maçã
½ maracujá

EQUIPAMENTO ESPECIAL
Liquidificador ou processador de alimentos

1. Coloque todos os ingredientes, exceto o maracujá, no liquidificador ou processador de alimentos e bata até ficar homogêneo, raspando os pedaços que grudam nas laterais.

2. Despeje a mistura em um copo e, com uma colher de chá, acrescente colheradas da polpa do maracujá na superfície do smoothie.

FATO MÁGICO

O trasgo que Hermione, Rony e Harry derrotam corajosamente no banheiro feminino em *Harry Potter e a Pedra Filosofal* é do tipo montanhês, com 3,5 metros de altura! Em consequência do encontro, Hermione perde cinco pontos para a Grifinória, enquanto Rony e Harry ganham cinco pontos cada.

> "TRASGO... nas masmorras! Trasgo nas masmorras! Achei que devia lhe dizer."
> – Professor Quirrell
> *Harry Potter e a Pedra Filosofal*

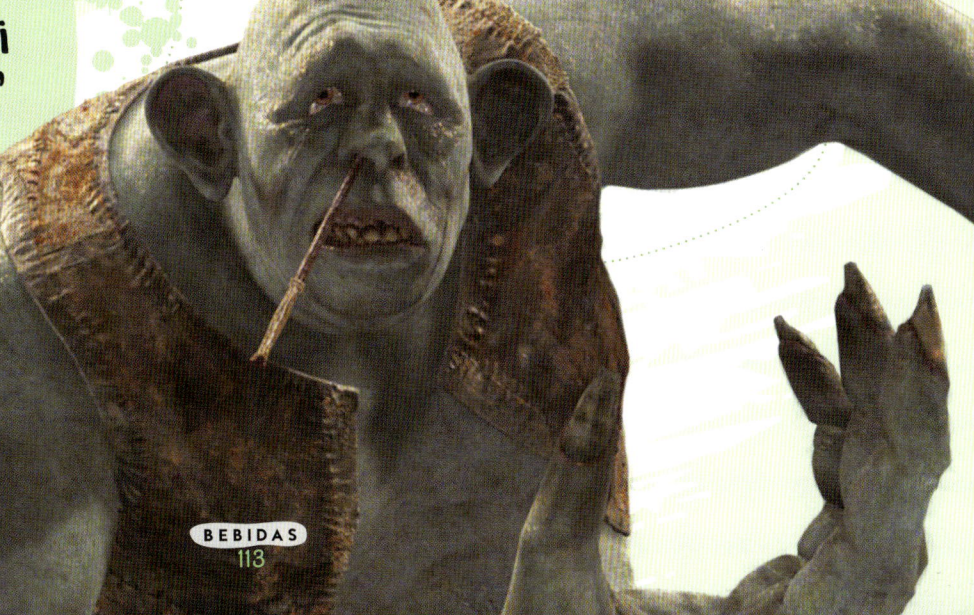

BEBIDAS

Surpresa do Canteiro de Abóboras

🍴 2 COPOS   🕐 20 MINUTOS   🍳 10 MINUTOS

Inspirada no suco de abóbora – uma bebida popular no mundo bruxo, especialmente em ocasiões tão importantes como o Halloween –, esta receita deliciosa é como beber os sabores de uma torta de abóbora festiva. É deliciosamente picante (em especial se você for corajoso o suficiente para adicionar o molho de pimenta) e a gostosura (ou, alguns podem dizer, travessura) perfeita para qualquer festa. Quando não houver abóbora fresca disponível, use enlatada (ver Dica Top).

V **SG**

- 2 ½ xícaras/500 g de abóbora fresca cortada em cubos (cerca de ½ abóbora pequena) sem sementes e casca
- ½ colher de chá de mistura de especiarias para torta de abóbora: canela, noz-moscada, cravo e gengibre em pó
- Suco de 1 limão-taiti
- 2-3 colheres de sopa de xarope de bordo ou a gosto
- ⅔ xícara/150 ml de leite (ou qualquer leite sem lactose)
- Cubos de gelo
- Tabasco ou outro molho de pimenta para servir (opcional)

EQUIPAMENTO ESPECIAL
Liquidificador ou processador de alimentos

1. Coloque a abóbora cortada em cubos e os temperos em uma panela, cubra com água e leve ao fogo até ferver. Cozinhe por 10 minutos até que a abóbora esteja macia. Escorra com auxílio de uma peneira e deixe esfriar um pouco.

2. Transfira para um processador de alimentos ou liquidificador e adicione o suco de limão, 2 colheres de sopa de xarope de bordo e o leite. Misture até ficar completamente homogêneo. Prove a doçura, adicionando um pouco mais de xarope de bordo, se desejar.

3. Despeje em dois copos, adicione vários cubos de gelo em cada um e polvilhe com molho de pimenta se gostar de sabores muito picantes.

DICA TOP

Se houver apenas purê de abóbora enlatado disponível, reserve 1 ½ xícara/350 g. Adicione um pouco mais de leite depois de misturar o suco, se a consistência estiver muito espessa.

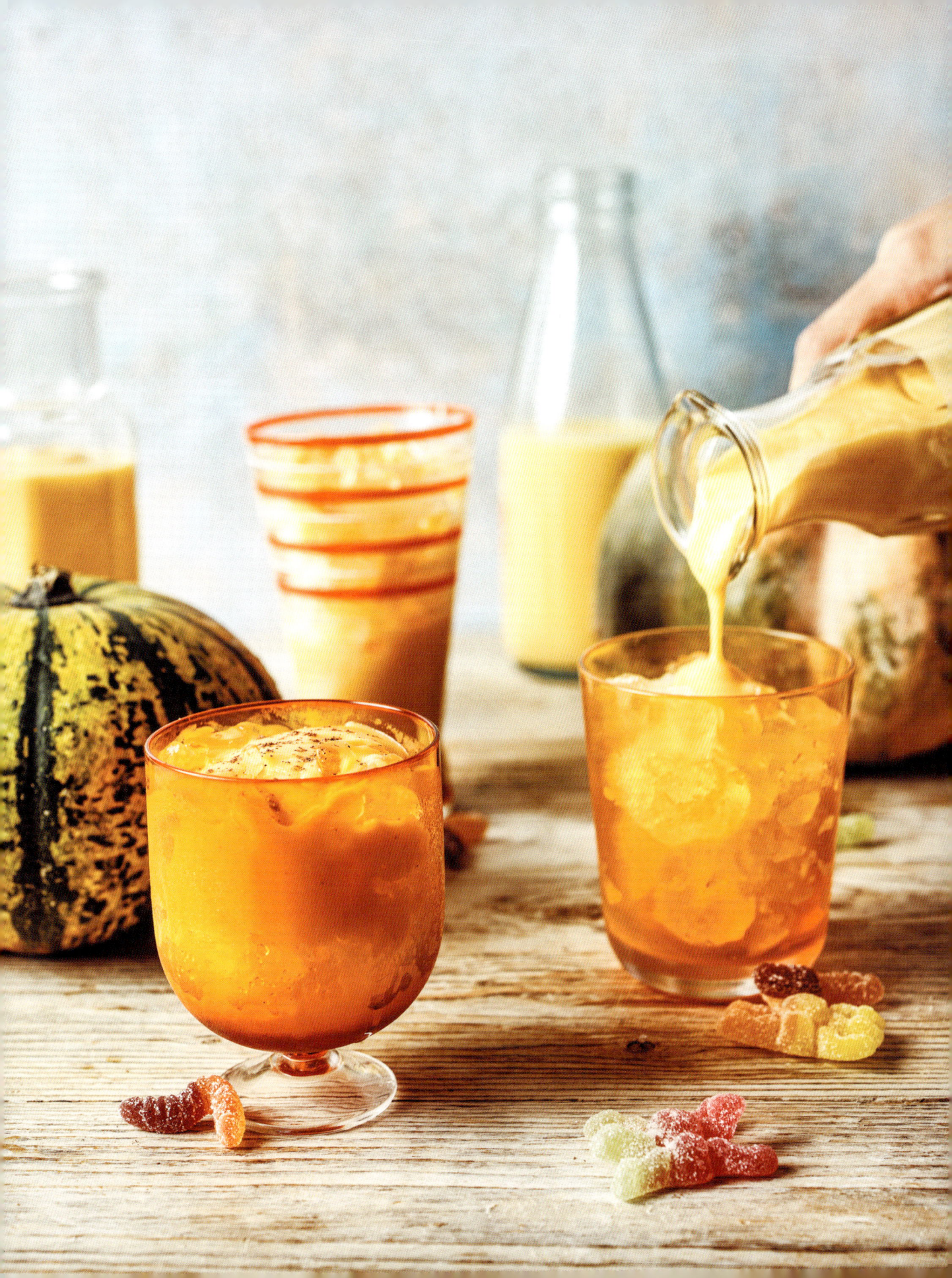

GOLE DO GRINDYLOW

1 COPO — **20 MINUTOS**

Atenção! Assim como no grande lago de Hogwarts, habitado por todo tipo de criatura bizarra, um pequeno demônio da água se esconde nas profundezas deste suco de fruta. Mas não se preocupe, é apenas um pedaço de pera em conserva, esculpido para se parecer com a cabeça de um grindylow. A melhor opção talvez seja beber o suco e depois comer a fruta com uma colher... se você ousar!

V · VG · SG

- 2 colheres de sopa de açúcar granulado
- Corante alimentar natural verde-escuro
- ½ pera em conserva
- 2 sementes de abóbora
- Gotas de suco de limão-taiti
- Aproximadamente 1 ¼ xícara/310 ml de suco claro de maçã ou de pera

1. Coloque o açúcar em uma tigela rasa e adicione 2-3 gotas de corante alimentar verde. Use as costas de uma colher de chá para misturar o corante com o açúcar até obter um tom uniforme. Você pode achar mais fácil usar os dedos quando a cor estiver quase toda espalhada. Umedeça a borda de um copo com água e vire-o no açúcar até cobrir a borda.

2. Com a ponta de uma faca pequena e afiada, corte a extremidade pontiaguda da metade da pera. Use a faca para esculpir uma boca longa e curvada desde perto da base até o centro do caroço. Se você se sentir confiante com a faca, corte pequenas marcas de dentes com a ponta dela. Corte mais duas pequenas cavidades para os olhos. Eles devem estar bem espaçados para parecerem um verdadeiro grindylow! Empurre as sementes de abóbora nas cavidades oculares.

3. Adicione uma gota de corante alimentar verde e um pouco de limão ao suco de fruta em uma jarra pequena. Mexa para misturar e despeje no copo açucarado. Coloque cuidadosamente a pera no copo para servir.

FATO MÁGICO

Grindylows são criaturas com dentes afiados que vivem no grande lago de Hogwarts. Para criar a cena de *Harry Potter e o Cálice de Fogo* em que hordas desses assustadores demônios aquáticos agarram Harry, dois dublês puxaram as pernas de Daniel Radcliffe dentro de um tanque submarino com uma tela verde. Os efeitos foram adicionados posteriormente.

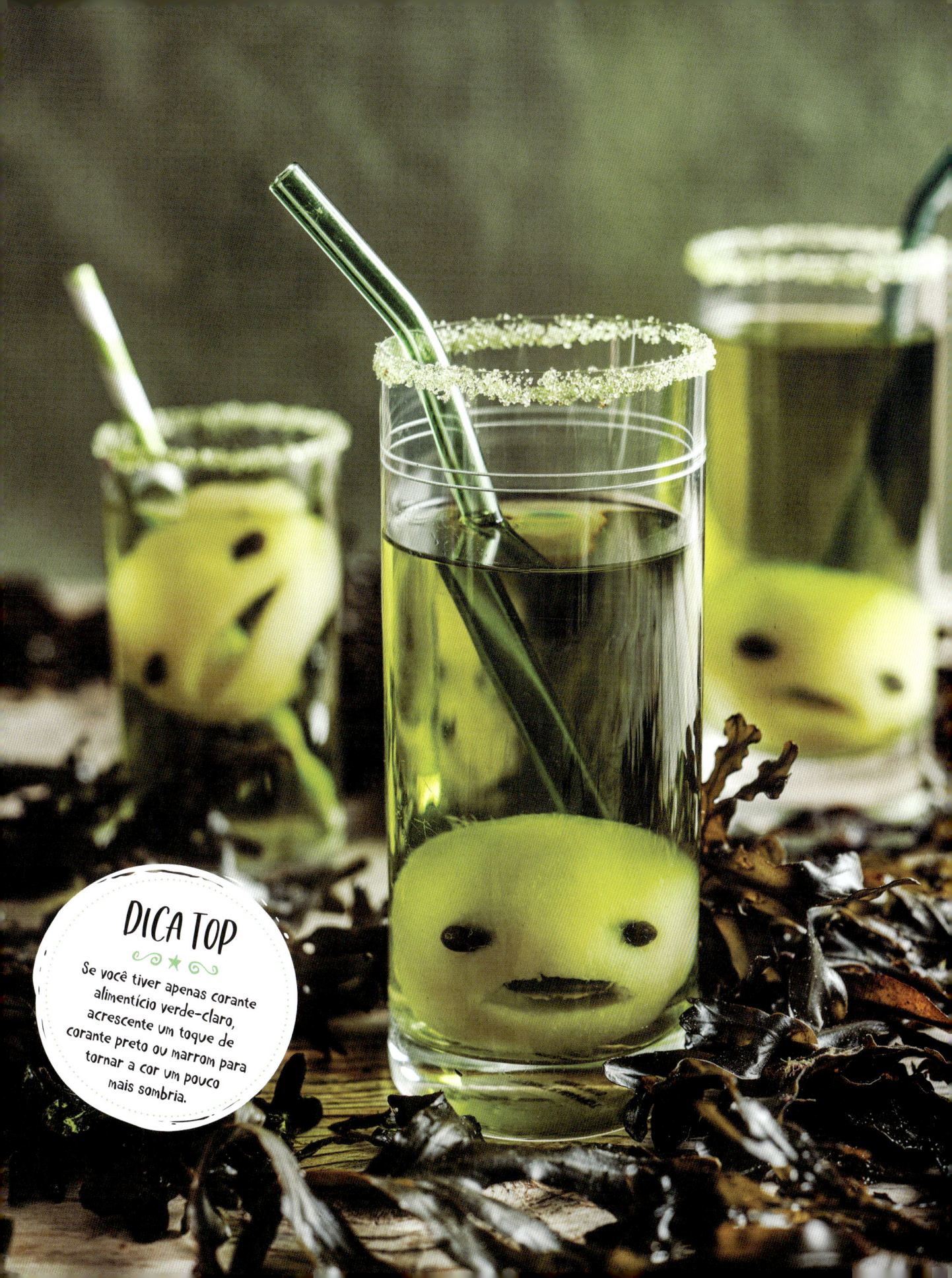

DICA TOP

Se você tiver apenas corante alimentício verde-claro, acrescente um toque de corante preto ou marrom para tornar a cor um pouco mais sombria.

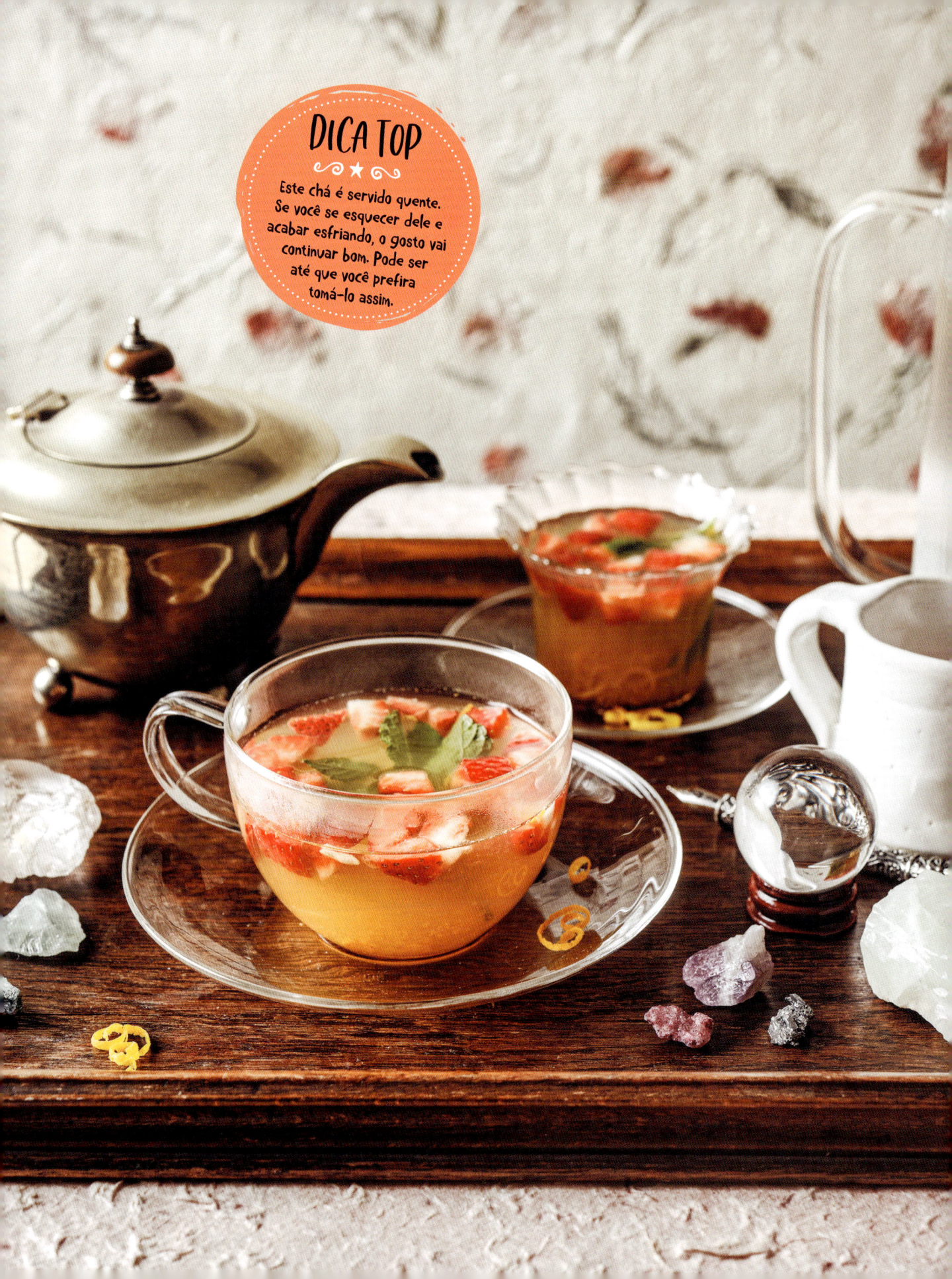

DICA TOP

Este chá é servido quente. Se você se esquecer dele e acabar esfriando, o gosto vai continuar bom. Pode ser até que você prefira tomá-lo assim.

CHÁ DIVINATÓRIO DE SIBILA TRELAWNEY

2 COPOS · **5 MINUTOS**

Não precisamos assistir a uma das dramáticas aulas de Adivinhação da professora Trelawney em Hogwarts para prever que você vai adorar esta bebida fresca e frutada. Não há folhas de chá, mas talvez você possa fazer uma "leitura" com os pedaços de laranja que ficam no fundo. Quem sabe? Talvez você tenha o dom da "visão interior"! Só tente não identificar um Sinistro...

V · VG · SG

- 1 laranja
- 2 colheres de sopa de xarope de bordo
- 2 morangos picados em pedaços pequenos
- Folhas de hortelã picadas em pedaços pequenos

EQUIPAMENTO ESPECIAL
Raspador de frutas cítricas (opcional)

1. Ponha para ferver uma chaleira com água até a metade.
2. Tire raspas e esprema o suco da laranja. Coloque em dois copos ou canecas.
3. Adicione o xarope de bordo, os morangos e as folhas de hortelã e complete com água quente. Mexa bem e sirva.

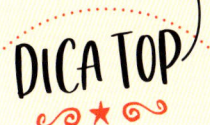

DICA TOP
Se você não tiver um raspador de frutas cítricas, use um ralador de queijo com escamas grossas.

> "Sua aura está pulsando, meu querido. Você está no além?"
> — Sibila Trelawney
> *Harry Potter e o Prisioneiro de Azkaban*

FATO MÁGICO
A professora Trelawney é interpretada nos filmes de Harry Potter pela atriz britânica Emma Thompson. Ganhadora do Oscar, ela aparece em três filmes no total e descreve sua personagem como "louca como um balde de cobras".

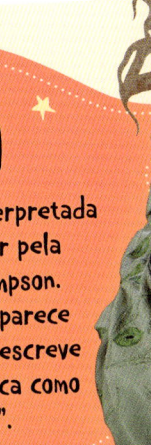

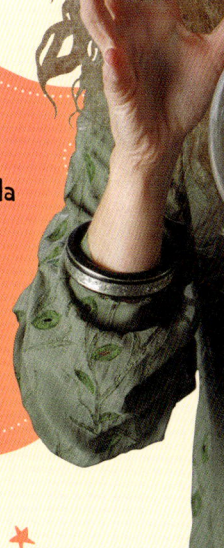

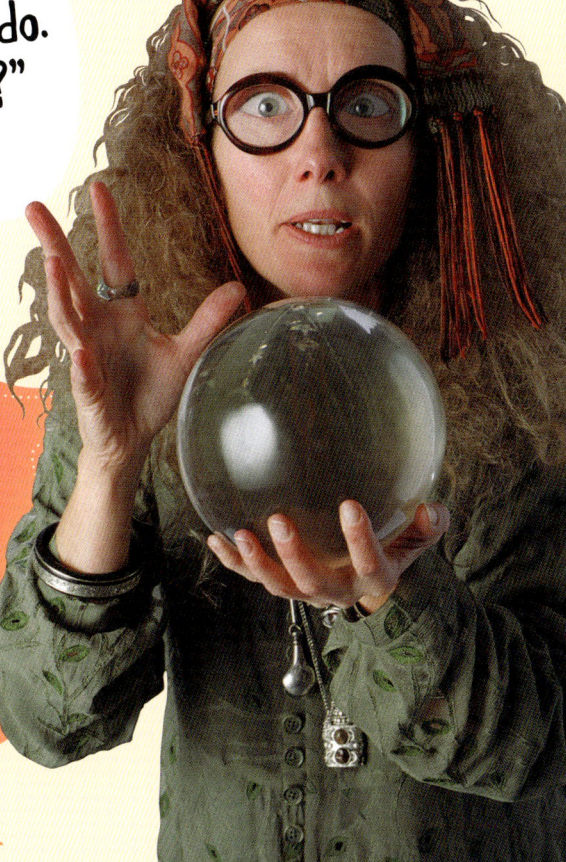

BEBIDAS

MODELOS

Copie estes modelos e recorte-os para usar em suas receitas!

BAÚ DE GOSTOSURAS DE HOGWARTS

O FORD ANGLIA VOADOR DO SR. WEASLEY

POMOS DE OURO DE AMENDOIM

Corte nas linhas pontilhadas

BISCOITOS DE GENGIBRE DO EXPRESSO DE HOGWARTS

MODELOS

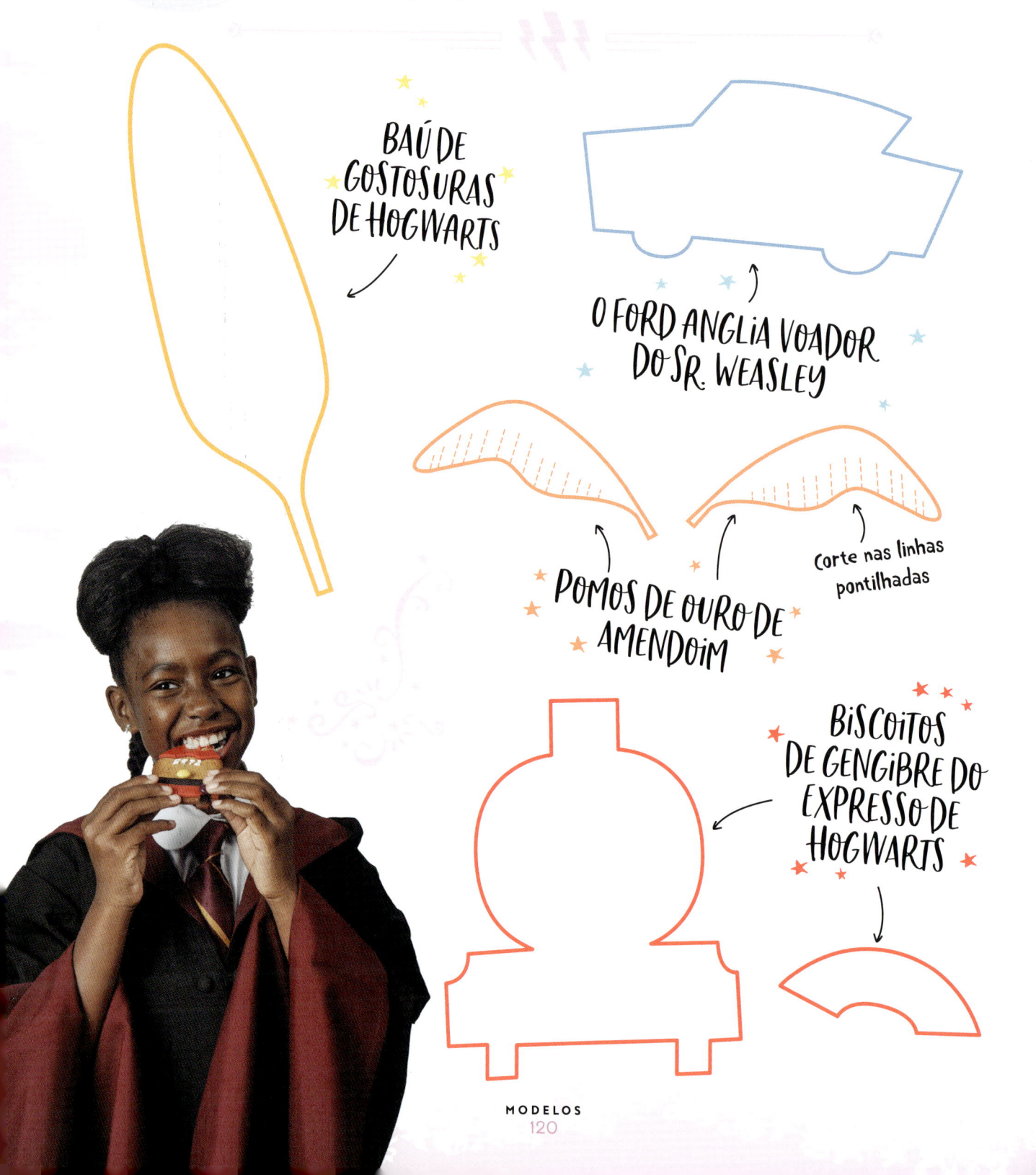

TABELAS DE CONVERSÃO DE MEDIDAS

PESO SECO

IMPERIAL	MÉTRICO
½ onça	15 g
1 onça	29 g
2 onças	57 g
3 onças	85 g
4 onças	113 g
5 onças	141 g
6 onças	170 g
8 onças	227 g
10 onças	283 g
12 onças	340 g
14 onças	397 g
1 libra	453 g

PESO LÍQUIDO

XÍCARAS	ONÇAS FLUIDAS	ML
1 colher de sopa	½ onça fluida	15 ml
⅛ de xícara	1 onça fluida	30 ml
¼ de xícara	2 onças fluidas	60 ml
⅓ de xícara	2 ½ onças fluidas	80 ml
½ xícara	4 onças fluidas	120 ml
¾ de xícara	6 onças fluidas	175 ml
1 xícara	8 onças fluidas	240 ml
1 ¼ xícara	10 onças fluidas	300 ml
1 ½ xícara	12 onças fluidas	355 ml
2 xícaras	16 onças fluidas	480 ml
2 ½ xícaras	21 onças fluidas	600 ml
3 xícaras	25 onças fluidas	725 ml

TEMPERATURA

FAHRENHEIT	CELSIUS
100°F	37°C
150°F	65°C
200°F	93°C
250°F	121°C
300°F	150°C
325°F	160°C
350°F	180°C
375°F	190°C
400°F	200°C
425°F	220°C
450°F	230°C
500°F	260°C

Observação: Todas as conversões são aproximadas.

CONVERSÕES LÍQUIDAS

1 GALÃO
4 quartos
8 quartilhos
16 xícaras
128 onças fluidas
3,8 litros

1 QUARTO
2 quartilhos
32 onças fluidas
946 ml

1 QUARTILHO
2 xícaras
16 onças fluidas
480 ml

1 XÍCARA
16 colheres de sopa
8 onças fluidas
240 ml

1/4 DE XÍCARA
4 colheres de sopa
2 onças fluidas
60 ml

1 colher de chá = 5 ml

1 colher de sopa = 15 ml

DICA TOP

Ao medir usando uma xícara, lembre-se de que os ingredientes secos devem ser nivelados e não empilhados no centro.

Se você medir os ingredientes úmidos primeiro, enxágue e seque o copo antes de medir os secos, caso contrário, eles poderão grudar no copo.

ÍNDICE

A

abacate
Delícia melequenta do trasgo 112
Sanduíche gigante do caldeirão 80

abacaxi
Bolo invertido *Levicorpus* 96
Espada de kebab de Sir Cadogan 40
Panquecas de Transfiguração 70
Smoothie das casas de Hogwarts 110

abóbora
Gole do grindylow 116
Surpresa do canteiro de abóboras 114

abobrinha
Nôitibus Andante de Lalau Shunpike no pão 54
Sopa do Salgueiro Lutador 62

alcaçuz
Biscoitos de gengibre do Expresso de Hogwarts 92
Muffins de Aragogue 100

alcaparras
Batatas assadas de Fofo 82

alface
Sanduíche gigante do caldeirão 80

alho
Ensopado gigantesco e farto de Hagrid 64
Sopa do Salgueiro Lutador 62

alho-poró
Ensopado gigantesco e farto de Hagrid 64

almôndegas
Quadrinachos 16

amêndoas
Aveia amanhecida da Ordem da Fênix 68
Bolo invertido *Levicorpus* 96
Merengues de Edwiges 104

amora
Aveia amanhecida da Ordem da Fênix 68

atum
Canteiro de Herbologia vibrante e saltitante da professora Sprout 32

Aveia amanhecida da Ordem da Fênix 68

aveia em flocos
Aveia amanhecida da Ordem da Fênix 68

azeitonas
Batatas assadas de Fofo 82
Nôitibus Andante de Lalau Shunpike no pão 54

B

bacalhau
Barras de ouro reluzentes de Gringotes 50

bacon
Nôitibus Andante de Lalau Shunpike no pão 54
Pipoca festiva de Hogsmeade 36

banana
Aveia amanhecida da Ordem da Fênix 68

Barras de ouro reluzentes de Gringotes 50

batata
Batatas assadas de Fofo 82
Ensopado gigantesco e farto de Hagrid 64
Escondidinho do Salão Principal 60

ver também: batatas para assar

Batatas assadas de Fofo 82

batatas fritas
Prato da festa de boas-vindas 52

batatas para assar
Batatas assadas de Fofo 82
Ensopado gigantesco e farto de Hagrid 64

Baú de gostosuras de Hogwarts 18

bebidas
Chá divinatório de Sibila Trelawney 118
Delícia melequenta do trasgo 112
Gole do grindylow 116
Smoothie das casas de Hogwarts 110
Surpresa do canteiro de abóboras 114

berinjela
Batatas assadas de Fofo 82
Massa saudável das casas de Hogwarts 66
Torradas do menino que sobreviveu 74

beterraba
Nôitibus Andante de Lalau Shunpike no pão 54

Biscoitos de gengibre do Expresso de Hogwarts 92

Blondies de Draco Malfoy 102

Bolinhas de massa dos filhos de Aragogue 38

Bolo invertido *Levicorpus* 96

brócolis
    Canteiro de Herbologia vibrante e saltitante da professora Sprout   32

C
camarão
    Quadrinachos   16

Canteiro de Herbologia vibrante e saltitante da professora Sprout   32

carne
    Correio-coruja mastigável   76
    Ensopado gigantesco e farto de Hagrid   64
    Escondidinho do Salão Principal   60
    Massa saudável das casas de Hogwarts   66
    Nôitibus Andante de Lalau Shunpike no pão   54
    Pipoca festiva de Hogsmeade   36
    Prato da festa de boas-vindas   52
    Quadrinachos   16
    Sanduíche gigante do caldeirão   80
    Torradas do menino que sobreviveu   74
    Torta digna dos Weasley   46

carne bovina
    Ensopado gigantesco e farto de Hagrid   64
    Nôitibus Andante de Lalau Shunpike no pão   54
    Quadrinachos   16

cebola
    Correio-coruja mastigável   76
    Ensopado gigantesco e farto de Hagrid   64
    Escondidinho do Salão Principal   60
    Nôitibus Andante de Lalau Shunpike no pão   54
    Pastinha apimentada do Cálice de Fogo   28
    Sopa do Salgueiro Lutador   62
    Torta digna dos Weasley   46
    ver também: cebolinha

cebolinha
    Barras de ouro reluzentes de Gringotes   50
    Canteiro de Herbologia vibrante e saltitante da professora Sprout   32

    Ovos bem escoceses de McGonagall   56
    Quadrinachos   16

cenoura
    Bolinhas de massa dos filhos de Aragogue   38
    Canteiro de Herbologia vibrante e saltitante da professora Sprout   32
    Ensopado gigantesco e farto de Hagrid   64
    Escondidinho do Salão Principal   60
    Sanduíche gigante do caldeirão   80
    Torta digna dos Weasley   46

cereja
    Bolo invertido *Levicorpus*   96

Chá divinatório de Sibila Trelawney   118

champignon
    Canteiro de Herbologia vibrante e saltitante da professora Sprout   32

chips de tortilha
    Pastinha apimentada do Cálice de Fogo   28
    Quadrinachos   16

chocolate
    Baú de gostosuras de Hogwarts   18
    Blondies de Draco Malfoy   102
    Confeitos da Sala Precisa   106
    Fudge de Cornélio Fudge   98
    Muffins de Aragogue   100
    Panquecas de Transfiguração   70

clara de ovo
    Confeitos da Sala Precisa   106
    Merengues de Edwiges   104
    Torta gotas de limão mística de Dumbledore   88
    Torta *Immobulus*   86

coco
    Confeitos da Sala Precisa   106

confeitos
    Biscoitos de gengibre do Expresso de Hogwarts   92
    Muffins de Aragogue   100

Confeitos da Sala Precisa   106

cordeiro
    Prato da festa de boas-vindas   52
    Quadrinachos   16

Correio-coruja mastigável   76

couve
    Delícia melequenta do trasgo   112
    Sopa do Salgueiro Lutador   62

couve-flor
    Canteiro de Herbologia vibrante e saltitante da professora Sprout   32

cranberries
    Torta digna dos Weasley   46

cream cheese
    Ford Anglia voador do Sr. Weasley, O   22

creme de leite
    Fudge de Cornélio Fudge   98
    Panquecas de Transfiguração   70

Curiosa culinária da Travessa do Tranco, A   34

D
Delícia melequenta do trasgo   112

E
Ensopado gigantesco e farto de Hagrid   64

ervilha
    Prato da festa de boas-vindas   52

Escondidinho do Salão Principal   60

Espada de kebab de Sir Cadogan   40

espinafre
    Ovos de dragão de Hagrid   72

extrato de baunilha
    Panquecas de Transfiguração   70

F
feijão cozido
    Escondidinho do Salão Principal   60

feijão-preto
    Sopa do Salgueiro Lutador   62

folhas de aipo
    Baú de gostosuras de Hogwarts   18

Ford Anglia voador do
Sr. Weasley, O 22

framboesa
Aveia amanhecida da
Ordem da Fênix 68
Panquecas de Transfiguração 70
Torta *Immobulus* 86

frango
Prato da festa de boas-vindas 52

fruta
Aveia amanhecida da
Ordem da Fênix 68
Baú de gostosuras de
Hogwarts 18
Bolo invertido *Levicorpus* 96
Chá divinatório de
Sibila Trelawney 118
Delícia melequenta do trasgo 112
Espada de kebab de
Sir Cadogan 40
Ford Anglia voador do
Sr. Weasley, O 22
Gole do grindylow 116
Panquecas de Transfiguração 70
Smoothie das casas de
Hogwarts 110
Surpresa do canteiro de
abóboras 114
Torta de maçã do visgo-do-
-diabo 90
Torta digna dos Weasley 46
Torta gotas de limão mística de
Dumbledore 88
Torta *Immobulus* 86

ver também: abacaxi; amora; banana; cereja; cranberry; framboesa; kiwi; limão siciliano; limão-taiti; maçã; maçã cozida; manga; maracujá; mirtilo; morango; pera; pêssego; tangerina; uva

Fudge de Cornélio Fudge 98

G
geleia
Torta *Immobulus* 86

gema de ovo
Baú de gostosuras de
Hogwarts 18
Biscoitos de gengibre do
Expresso de Hogwarts 92
Ford Anglia voador do
Sr. Weasley, O 22
Salgadinhos de raios de
queijo 30
Torta de maçã do visgo-do-
-diabo 90
Torta gotas de limão mística de
Dumbledore 88

gengibre
Sopa do Salgueiro Lutador 62

Gole do grindylow 116

guacamole
Quadrinachos 16

H
hadoque
Barras de ouro reluzentes de
Gringotes 50

haggis vegetariano
Ovos bem escoceses de
McGonagall 56

I
iogurte grego
Barras de ouro reluzentes de
Gringotes 50
Panquecas de Transfiguração 70

K
kiwi
Espada de kebab de
Sir Cadogan 40
Smoothie das casas de
Hogwarts 110

L
lanches
Baú de gostosuras de
Hogwarts 18
Bolinhas de massa dos filhos de
Aragogue 38
Canteiro de Herbologia vibrante
e saltitante da professora
Sprout 32
Curiosa culinária da Travessa do
Tranco, A 34
Espada de kebab de
Sir Cadogan 40
Ford Anglia voador do
Sr. Weasley, O 22
Pastinha apimentada do
Cálice de Fogo 28
Pipoca festiva de Hogsmeade 36
Pomos de ouro de amendoim 42
Quadrinachos 16
Salgadinhos de queijo do
ofidioglota 26
Salgadinhos de raios de
queijo 30

leite
Aveia amanhecida da
Ordem da Fênix 68
Correio-coruja mastigável 76
Escondidinho do Salão
Principal 60
Muffins de Aragogue 100
Panquecas de Transfiguração 70
Surpresa do canteiro de
abóboras 114
Torta gotas de limão mística de
Dumbledore 88

limão siciliano
Delícia melequenta do trasgo 112
Torta gotas de limão mística de
Dumbledore 88

limão-taiti
Bolo invertido *Levicorpus* 96
Delícia melequenta do trasgo 112
Gole do grindylow 116
Surpresa do canteiro de
abóboras 114

linguiça defumada
Correio-coruja mastigável 76

M
maçã
Aveia amanhecida da
Ordem da Fênix 68
Torta de maçã do visgo-do-
-diabo 90

ver também: maçã cozida

maçã cozida
Torta de maçã do visgo-do-
-diabo 90

manga
Espada de kebab de
Sir Cadogan 40
Panquecas de Transfiguração 70

manteiga de amendoim
Pomos de ouro de amendoim 42
Sopa do Salgueiro Lutador 62

maracujá
Delícia melequenta do trasgo 112

massa
Massa saudável das casas de
Hogwarts 66

massa choux
Salgadinhos de queijo do
ofidioglota 26

massa folhada
Baú de gostosuras de Hogwarts 18
Torta digna dos Weasley 46

Massa saudável das casas de Hogwarts 66

mel
Aveia amanhecida da Ordem da Fênix 68
Delícia melequenta do trasgo 112
Prato da festa de boas-vindas 52

Merengues de Edwiges 104

migalhas de pão
Barras de ouro reluzentes de Gringotes 50
Canteiro de Herbologia vibrante e saltitante da professora Sprout 32
Ovos bem escoceses de McGonagall 56
Pomos de ouro de amendoim 42

milho
Correio-coruja mastigável 76
Prato da festa de boas-vindas 52
Quadrinachos 16
Sanduíche gigante do caldeirão 80

milho para pipoca
Pipoca festiva de Hogsmeade 36

mirtilo
Aveia amanhecida da Ordem da Fênix 68
Panquecas de Transfiguração 70
Smoothie das casas de Hogwarts 110

modelos 120

morango
Aveia amanhecida da Ordem da Fênix 68
Chá divinatório de Sibila Trelawney 118
Espada de kebab de Sir Cadogan 40
Smoothie das casas de Hogwarts 110

muçarela
Pastinha apimentada do Cálice de Fogo 28
Prato da festa de boas-vindas 52

Muffins de Aragogue 100

N
Nôitibus Andante de Lalau Shunpike no pão 54

noções básicas de culinária 12

nozes
Aveia amanhecida da Ordem da Fênix 68
Blondies de Draco Malfoy 102
Bolo invertido *Levicorpus* 96
Merengues de Edwiges 104

ver também: amêndoa; noz-pecã; pistache

noz-pecã
Blondies de Draco Malfoy 102

O
ovo
Barras de ouro reluzentes de Gringotes 50
Baú de gostosuras de Hogwarts 18
Biscoitos de gengibre do Expresso de Hogwarts 92
Blondies de Draco Malfoy 102
Bolo invertido *Levicorpus* 96
Confeitos da Sala Precisa 106
Correio-coruja mastigável 76
Ford Anglia voador do Sr. Weasley, O 22
Merengues de Edwiges 104
Muffins de Aragogue 100
Nôitibus Andante de Lalau Shunpike no pão 54
Ovos bem escoceses de McGonagall 56
Ovos de dragão de Hagrid 72
Panquecas de Transfiguração 70
Salgadinhos de queijo do ofidioglota 26
Salgadinhos de raios de queijo 30
Torta de maçã do visgo-do--diabo 90
Torta gotas de limão mística de Dumbledore 88
Torta *Immobulus* 86

ver também: clara de ovo; gema de ovo

Ovos bem escoceses de McGonagall 56

Ovos de dragão de Hagrid 72

P
palitos de pretzel
Bolinhas de massa dos filhos de Aragogue 38
Ovos de dragão de Hagrid 72

Panquecas de Transfiguração 70

pão
Baú de gostosuras de Hogwarts 18
Nôitibus Andante de Lalau Shunpike no pão 54
Pomos de ouro de amendoim 42
Sanduíche gigante do caldeirão 80
Torradas do menino que sobreviveu 74

pão de ló
Torta *Immobulus* 86

passas
Aveia amanhecida da Ordem da Fênix 68
Bolinhas de massa dos filhos de Aragogue 38
Merengues de Edwiges 104
Salgadinhos de queijo do ofidioglota 26

ver também: passas brancas

passas brancas
Aveia amanhecida da Ordem da Fênix 68

pastelaria
Baú de gostosuras de Hogwarts 18
Biscoitos de gengibre do Expresso de Hogwarts 92
Ford Anglia voador do Sr. Weasley, O 22
Salgadinhos de queijo do ofidioglota 26
Torta de maçã do visgo-do--diabo 90
Torta digna dos Weasley 46

ver também: massa choux; massa folhada

Pastinha apimentada do Cálice de Fogo 28

peixe
Barras de ouro reluzentes de Gringotes 50

ver também: bacalhau; hadoque

pepino
Delícia melequenta do trasgo 112
Sanduíche gigante do caldeirão 80

pepperoni
Massa saudável das casas de Hogwarts 66

pera
Aveia amanhecida da Ordem da Fênix 68
Gole do grindylow 116

peru
Torta digna dos Weasley 46

pêssego
Panquecas de Transfiguração 70

pimenta
Pastinha apimentada do Cálice de Fogo 28
Pomos de ouro de amendoim 42

pimentão
Correio-coruja mastigável 76
Massa saudável das casas de Hogwarts 66
Salgadinhos de queijo do ofidioglota 26

Pipoca festiva de Hogsmeade 36

pistache
Aveia amanhecida da Ordem da Fênix 68

polenta
Bolo invertido *Levicorpus* 96

Pomos de ouro de amendoim 42

Prato da festa de boas-vindas 52

presunto
Sanduíche gigante do caldeirão 80
Torradas do menino que sobreviveu 74
Torta digna dos Weasley 46

Q
Quadrinachos 16

queijo
Baú de gostosuras de Hogwarts 18
Bolinhas de massa dos filhos de Aragogue 38
Ford Anglia voador do Sr. Weasley, O 22
Nôitibus Andante de Lalau Shunpike no pão 54
Pastinha apimentada do Cálice de Fogo 28
Pipoca festiva de Hogsmeade 36
Prato da festa de boas-vindas 52
Quadrinachos 16
Salgadinhos de queijo do ofidioglota 26
Salgadinhos de raios de queijo 30
Torradas do menino que sobreviveu 74

ver também: cream cheese; muçarela; queijo cheddar; queijo macio; queijo parmesão

queijo cheddar
Baú de gostosuras de Hogwarts 18
Nôitibus Andante de Lalau Shunpike no pão 54
Pipoca festiva de Hogsmeade 36
Quadrinachos 16
Salgadinhos de queijo do ofidioglota 26
Salgadinhos de raios de queijo 30
Torradas do menino que sobreviveu 74

queijo macio
Baú de gostosuras de Hogwarts 18

queijo parmesão
Bolinhas de massa dos filhos de Aragogue 38
Ford Anglia voador do Sr. Weasley, O 22
Pipoca festiva de Hogsmeade 36

R
rabanete
Batatas assadas de Fofo 82
Ford Anglia voador do Sr. Weasley, O 22

refeições
Aveia amanhecida da Ordem da Fênix 68
Barras de ouro reluzentes de Gringotes 50
Batatas assadas de Fofo 82
Correio-coruja mastigável 76
Ensopado gigantesco e farto de Hagrid 64
Escondidinho do Salão Principal 60
Massa saudável das casas de Hogwarts 66
Nôitibus Andante de Lalau Shunpike no pão 54
Ovos bem escoceses de McGonagall 56
Ovos de dragão de Hagrid 72
Panquecas de Transfiguração 70
Prato da festa de boas-vindas 52
Sanduíche gigante do caldeirão 80
Sopa do Salgueiro Lutador 62
Torradas do menino que sobreviveu 74
Torta digna dos Weasley 46

rúcula
Nôitibus Andante de Lalau Shunpike no pão 54

S
Salgadinhos de queijo do ofidioglota 26

Salgadinhos de raios de queijo 30

salsichas aperitivo
Prato da festa de boas-vindas 52

Sanduíche gigante do caldeirão 80

segurança na cozinha 10

sem glúten
Batatas assadas de Fofo 82
Bolo invertido *Levicorpus* 96
Chá divinatório de Sibila Trelawney 118
Curiosa culinária da Travessa do Tranco, A 34
Delícia melequenta do trasgo 112
Escondidinho do Salão Principal 60
Espada de kebab de Sir Cadogan 40
Fudge de Cornélio Fudge 98
Gole do grindylow 116
Merengues de Edwiges 104
Pipoca festiva de Hogsmeade 36
Smoothie das casas de Hogwarts 110
Surpresa do canteiro de abóboras 114

Smoothie das casas de Hogwarts 110

sobremesas e doces
  Biscoitos de gengibre do
  Expresso de Hogwarts 92
  Blondies de Draco Malfoy 102
  Bolo invertido *Levicorpus* 96
  Confeitos da Sala Precisa 106
  Fudge de Cornélio Fudge 98
  Merengues de Edwiges 104
  Muffins de Aragogue 100
  Torta de maçã do visgo-do-
  -diabo 90
  Torta gotas de limão mística de
  Dumbledore 88
  Torta *Immobulus* 86

Sopa do Salgueiro Lutador 62

sorvete
  Torta *Immobulus* 86

sour cream
  Quadrinachos 16

suco de fruta
  Delícia melequenta do trasgo 112
  Gole do grindylow 116

ver também: suco de maçã; suco de pera; suco de uva verde

suco de maçã
  Delícia melequenta do trasgo 112
  Gole do grindylow 116

suco de pera
  Delícia melequenta do trasgo 112
  Gole do grindylow 116

suco de uva verde
  Delícia melequenta do trasgo 112

Surpresa do canteiro de abóboras 114

T
tabelas de conversão de medidas 121

tangerina
  Baú de gostosuras de
  Hogwarts 18

tomate
  Baú de gostosuras de
  Hogwarts 18
  Pastinha apimentada do
  Cálice de Fogo 28

Torradas do menino que sobreviveu 74

Torta de maçã do visgo-do-
-diabo 90

Torta digna dos Weasley 46

Torta gotas de limão mística de
Dumbledore 88

Torta *Immobulus* 86

U
uva
  Espada de kebab de
  Sir Cadogan 40
  Ford Anglia voador do
  Sr. Weasley, O 22

V
vagem
  Curiosa culinária da Travessa do
  Tranco, A 34
  Massa saudável das casas de
  Hogwarts 66

vegano
  Chá divinatório de
  Sibila Trelawney 118
  Curiosa culinária da Travessa do
  Tranco, A 34
  Gole do grindylow 116
  Smoothie das casas de
  Hogwarts 110
  Sopa do Salgueiro Lutador 62

vegetariano
  Aveia amanhecida da
  Ordem da Fênix 68
  Batatas assadas de Fofo 82
  Baú de gostosuras de
  Hogwarts 18
  Biscoitos de gengibre do
  Expresso de Hogwarts 92
  Blondies de Draco Malfoy 102
  Bolinhas de massa dos filhos de
  Aragogue 38
  Bolo invertido *Levicorpus* 96
  Chá divinatório de
  Sibila Trelawney 118
  Confeitos da Sala Precisa 106
  Curiosa culinária da Travessa do
  Tranco, A 34
  Delícia melequenta do trasgo 112
  Espada de kebab de
  Sir Cadogan 40
  Ford Anglia voador do
  Sr. Weasley, O 22
  Fudge de Cornélio Fudge 98
  Gole do grindylow 116
  Merengues de Edwiges 104
  Muffins de Aragogue 100

Ovos bem escoceses de
McGonagall 56
Ovos de dragão de Hagrid 72
Panquecas de Transfiguração 70
Pastinha apimentada do
Cálice de Fogo 28
Pomos de ouro de amendoim 42
Salgadinhos de queijo do
ofidioglota 26
Salgadinhos de raios de
queijo 30
Smoothie das casas de
Hogwarts 110
Sopa do Salgueiro Lutador 62
Surpresa do canteiro de
abóboras 114
Torta de maçã do visgo-do-
-diabo 90
Torta gotas de limão mística de
Dumbledore 88
Torta *Immobulus* 86

X
xarope de bordo
  Chá divinatório de
  Sibila Trelawney 118
  Panquecas de Transfiguração 70
  Surpresa do canteiro de
  abóboras 114

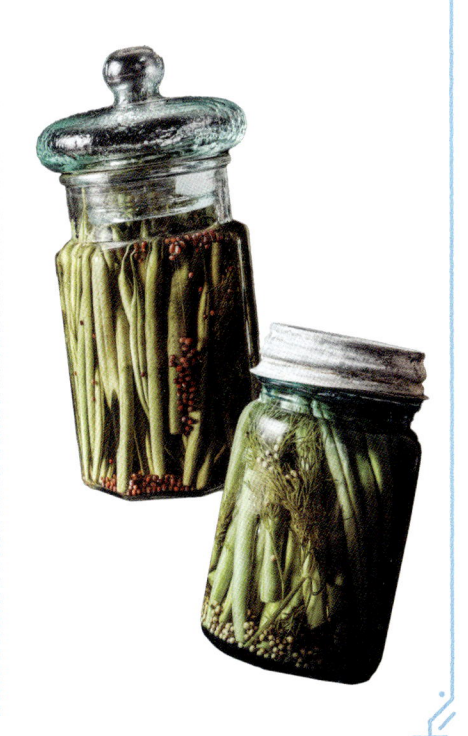

ÍNDICE

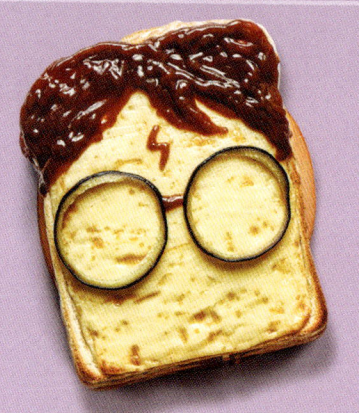

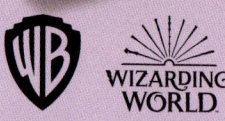

Título original
THE OFFICIAL HARRY POTTER COOKBOOK

Copyright © 2024 Warner Bros. Entertainment Inc. WIZARDING WORLD personagens, nomes e elementos correlatos são marcas registradas & © Warner Bros Entertainment Inc. WB SHIELD: são marcas registradas & © WBEI. Direitos de publicação © JKR. (s24).

Todos os direitos reservados. Publicado pela Scholastic Inc.

Nenhuma parte desta publicação pode ser reproduzida ou transmitida por meio eletrônico, mecânico, fotocópia ou de outra forma sem a prévia autorização do editor.

Este livro é uma obra de ficção. Nomes, personagens, lugares e incidentes são produtos da imaginação da autora ou foram usados de forma fictícia, e qualquer semelhança com pessoas reais, vivas ou não, estabelecimentos comerciais, acontecimentos ou localidades é mera coincidência.

Imagens suplementares: Shutterstock

AMAZING15, Gerenciamento de projeto e design • **JOANNA FARROW**, Textos e *Food Styling* • **KATE LLOYD**, Textos adicionais e copidesque da edição original
LIZ & MAX HAARALA HAMILTON, Fotografia • **DOMINIQUE ELOÏSE ALEXANDER**, Cenários e acessórios • **REBECCA WOODS**, *Food Styling*

Agradecimentos aos modelos: Ausra, Coco, Farrah, Max, Thomas

Edição brasileira publicada mediante acordo com a Scholastic Inc., 557 Broadway, New York, NY 10012, USA.

Direitos para a língua portuguesa reservados com exclusividade para o Brasil à
EDITORA ROCCO LTDA.
Rua Evaristo da Veiga, 65 - 11º andar - Passeio Corporate - Torre I - 20031-040 - Rio de Janeiro - RJ
Tel.: (21) 3525-2000 - Fax: (21) 3525-2001
rocco@rocco.com.br • www.rocco.com.br

Printed in Brazil/Impresso no Brasil

Preparação de originais: MÔNICA MARTINS FIGUEIREDO

CIP-BRASIL. CATALOGAÇÃO NA PUBLICAÇÃO
SINDICATO NACIONAL DOS EDITORES DE LIVROS, RJ

F253L

Farrow, Joanna
    Harry Potter : o livro de receitas oficial / [texto e food styling] Joanna Farrow ; tradução Livia de Almeida ; [textos adicionais Kate Lloyd]. - 1. ed. - Rio de Janeiro : Rocco, 2024.

    Tradução de: The official Harry Potter cookbook
    ISBN 978-65-5532-453-2
    ISBN 978-65-5595-275-9 (recurso eletrônico)

    1. Culinária para crianças. 2. Receitas - Literatura infantojuvenil inglesa. I. Almeida, Livia de. II. Lloyd, Kate. III. Título.

24-92029   CDD: 641.5123
              CDU: 641.562(410.1)

Gabriela Faray Ferreira Lopes - Bibliotecária - CRB-7/6643

A editora não tem nenhum controle ou assume qualquer responsabilidade pela autora ou websites de terceiros e/ou conteúdo.

Impressão e Acabamento:
GEOGRÁFICA EDITORA LTDA.

ACCI
LUMOS
RIDDIKULUS
RIDDIKULUS
WINGARDIUM LEVIOSA
ALOHOMORA
EXPELLIARMUS
WINGAR
ACCIO
CIO
LUMOS
RIDDIKULUS
RIDDIKULUS
ALOHOMORA
IARMUS
DIUM LEVIOSA

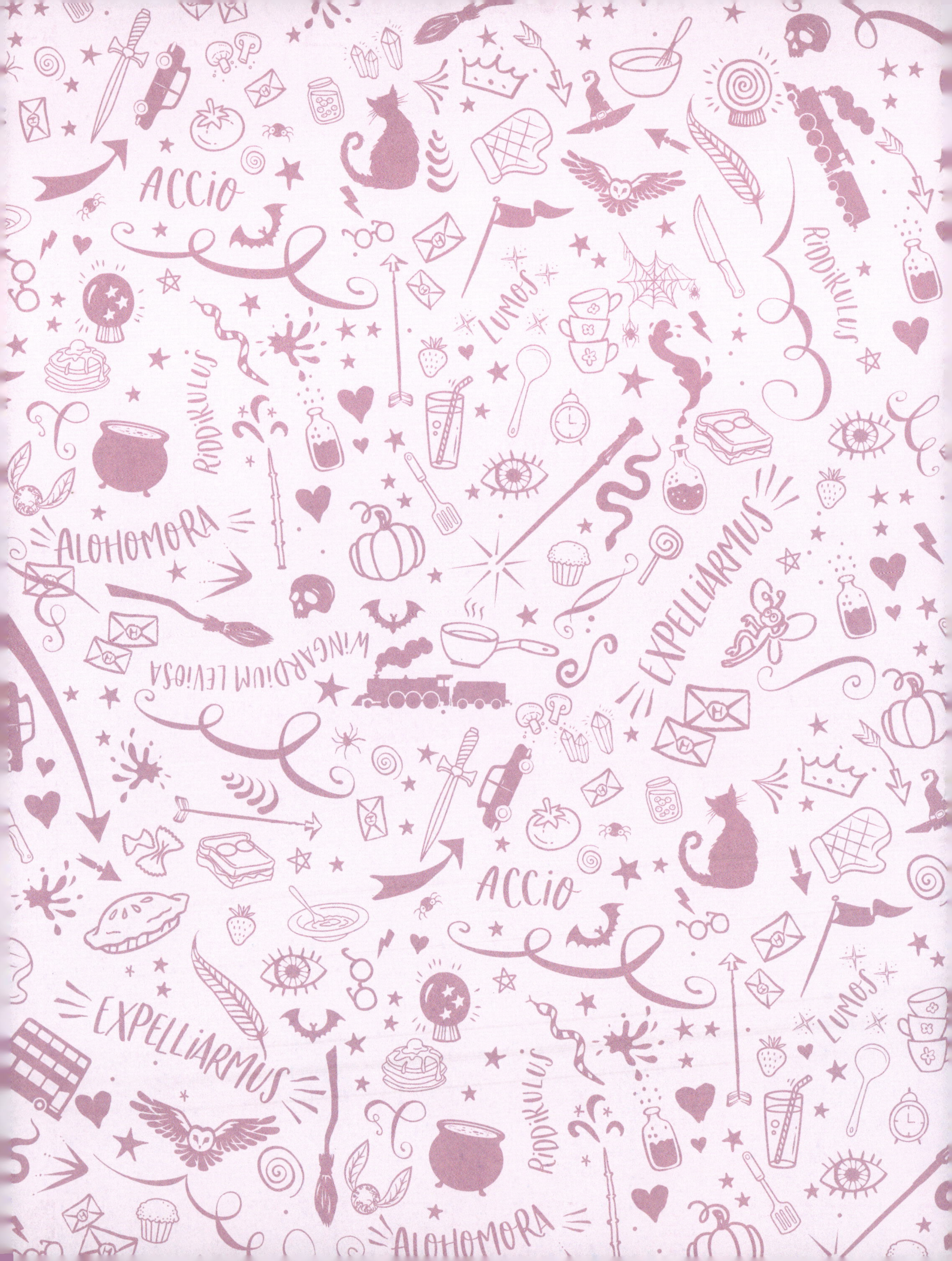
ACCIO
RIDDIKULUS
LUMOS
ALOHOMORA
WINGARDIUM LEVIOSA
EXPELLIARMUS
ACCIO
LUMOS
RIDDIKULUS
EXPELLIARMUS
ALOHOMORA